統合失調症は治りますか？

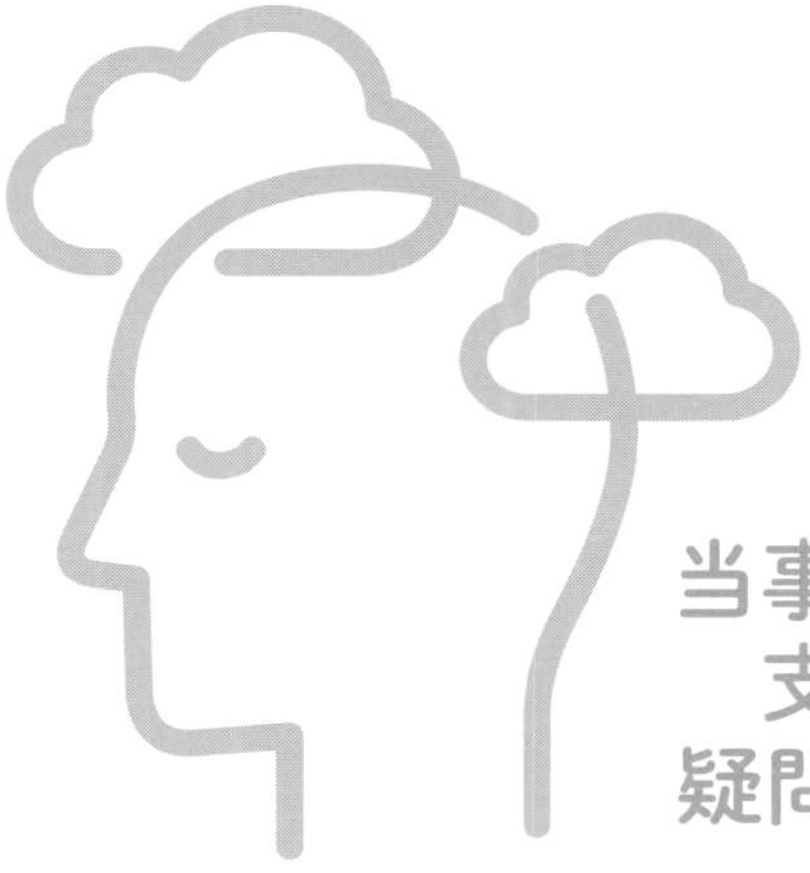

池淵恵美
IKEBUCHI Emi

当事者、家族、支援者の疑問に答える

Schizophrenia Q&A

日本評論社

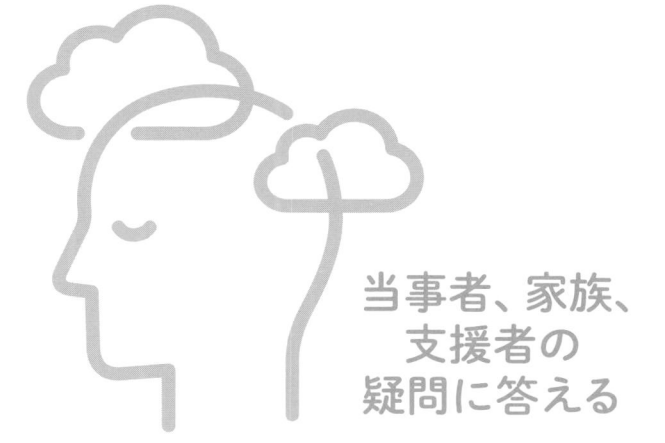

この本を手に取ってくださった方へ

この本は、統合失調症というこころの病気・脳の疾患について、精神科医である筆者がこれまで受けてきた質問のなかからよく聞かれるものを選んで、それについてどう考えているかをまとめたものです。統合失調症の当事者、そのご家族、そして回復に力を尽くしておられる支援者の方々に、何らかの参考になればと願っています。

私は四〇年にわたり精神科医をしてきました。統合失調症からの回復をライフワークとして、デイケアなどでの診療や研究に従事してきました。そのなかで、家族会、市民公開講座、学会など、さまざまな場で講演をしてきました。そして講演後には必ず、回復を目指しながら苦労されている方々からの質問に答えるように努力してきました。しかし時間に制約があり、口頭で伝えることができる内容には限界もあることから、十分お伝えできてこなかったという思いがあり、文章の形にしたいと考えたのです。

また、外来や入院診療のなかで、当事者やご家族からしばしば尋ねられた切実な質問――冒頭の「私はどうして統合失調症になったのでしょうか」など――についても、あらためてしっかりお答えしたいと考えました。

回答は、科学的に実証された事実（エビデンス）にできるだけ沿っているつもりです。「つもり」というのが心許ないですが、いただく質問のなかには、「なぜ特定の個人が統合失調症を発症するのか」など、まだ十分なエビデンスをもって答えられないものが数多くあります。でも「それはまだ十分わかっていません」ではお答えにならないので、私の四〇年来の経験をたくさん取り入れて、気持ちのうえで腑に落ちる、明日からの生活に役立てることができるような回答を心がけました。ですので、私独自の考えも多分に含まれていると思います。つまり、ほかの人は違う答えをするかもしれないということです。その点を加味して読んでいただければ幸いです。

もくじ

家族からのQ&A

支援者からのQ&A

当事者からのQ&A

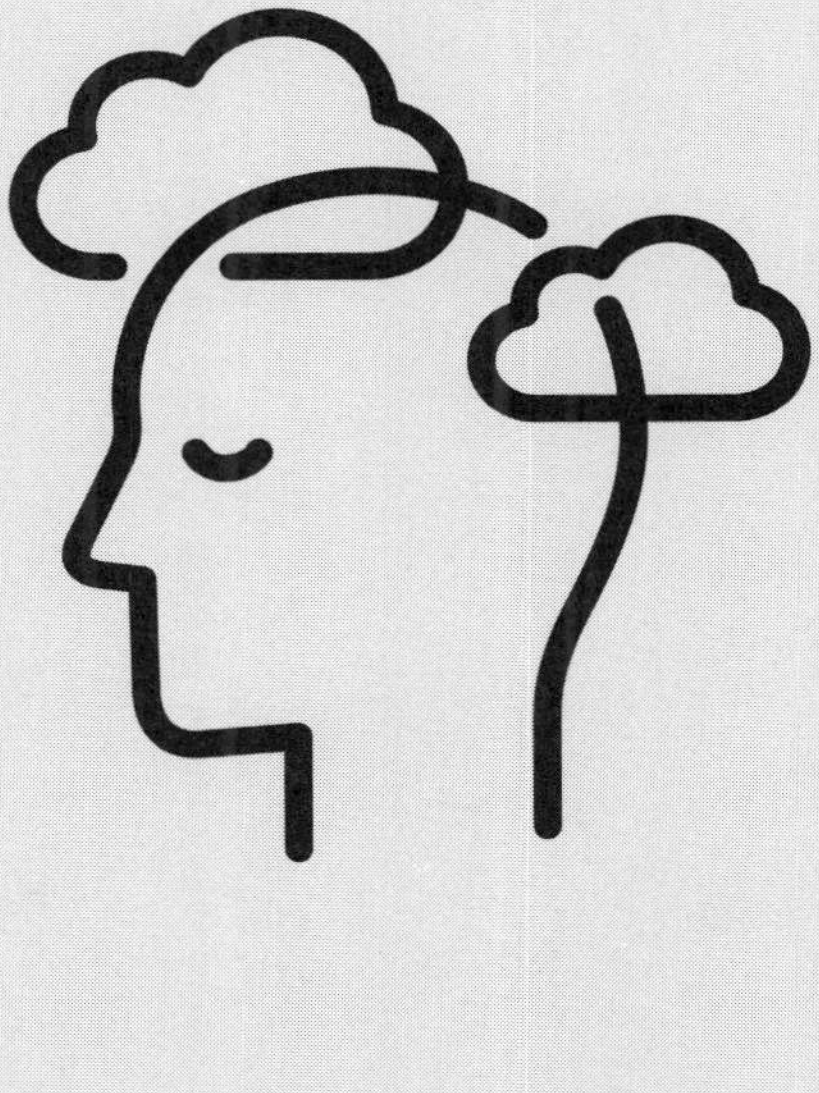

Q01 私はどうして統合失調症になったのでしょうか。その理由が知りたいです。

統合失調症になったことで、ずいぶんとつらい思いをしたり、理不尽と感じることを経験したり、世の中で不当な扱いを受けていると怒りを感じたりされているのではないでしょうか。

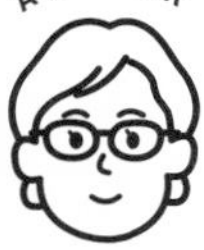

統合失調症はそんなに珍しい病気ではありません。どこの国に生まれたかにかかわらず、約一二〇人に一人がかかる病気とされています。それで私たち医療者は、統合失調症の説明をするとき、「特別な病気ではありません。同じ病気の人がたくさんいます」とお話しします。でもあなたは、「なぜ一二〇人のうちの一人に自分が選ばれてしまったのか」と感じているのではないでしょうか。

初めて病院で「統合失調症です」と言われたときには、どう感じましたか。「嘘でしょう、何かの間違いでは」と感じた人も多いと思います。ある若い女性は、「一晩寝て起きたら統合失調症ではなかったということが起こらないかと、毎日思っていた」そうです。医療が進んでいますから、以前よりはよい薬や治療が出てきていますし、福祉制度も発達して、こころの病気を抱える人が仕事に就きやすい仕組みも作られています。それでも、薬を飲んでも治らない苦しさや、将来への不安、ほかのみんなと違ってしまったのではないかという恐れは、ずっとあなたを苦しめてきたことでしょう。

医学的には、統合失調症はすでに胎生期から準備され（遺伝的な要因がある）、神経系の発達に影響するような状況があり（妊娠中の母体のウイルス感染や出産時の合併症など）、さらに思春期のさまざまなストレス（自立して社会へ出ていくときのストレスが影響しやすい）が加わることで、特徴的な症状が始まります。このように書くと、幼児期に遺伝子検査や脳機能の検査を受ければ、統合失調症になるかどうかわかるのではないかと思う方がいるかもしれませんが、答えはノーです。統合失調症になりやすくなる遺伝子は一〇〇種類以上あることが知られており、しかもそうした遺伝子をもっている人は、ほかのこころの病気にもかかりやすい場合があるため、どの遺伝子の組み合わせをもっているから統合失調症になりやすい、ということは簡単に言えないのです。親や親族には統合失調症の人がいないのに統合失調症になった例もたくさん存在します。

ここで「遺伝」と書くと、いやな思いをする人や、「自分の責任では」と感じる親御さんがおられると思います。私たちの身体やこころの多くの部分は遺伝によって形作られます。たとえば背の高さ、髪の色、優しい性格など、親譲りの部分をたくさん思い浮かべることができるでしょう。病気のなりやすさにも遺伝がかなり影響します。高血圧になりやすい、糖尿病になりやすい、などです。こころの病気でも、統合失調症や双極性障害（躁うつ病）をはじめとして、遺伝的な病気のなりやすさが基盤にあるものは少なくありません。統合失調症が特別なわけではありませんし、「なりやすさ」が遺伝するのであって、病気そのものが遺伝するわけではないのです。片方の親が統合失調症の場合、子どもが同じ病気になる可能性は十数%といわれています。

たとえば、なぜすい臓がんになったのか。しかも発見されたときには進行していて、手術ができない状態であったとして、どのような原因ですい臓がんが発生して、それが進行したのか、なぜそれが早期の段階で見逃されていたかを、医学的に説明することはできます。しかし、あなたが一番気になっているのは、「なぜ自分が」という、もっと素朴で、かつ実存的な問いだと思います。その答えは、「神のみぞ知る」でしょう。

統合失調症になったことで、つらい思いをしたり、自分に自信がもてなくなったり、親に心配ばかりかけていると申し訳なく思っていたりするかもしれません。反対に、病気になって、何か気づいたことや得たものはありますか。あなたの気持ちに共感して涙してくれたり、力添えしてくれる人は近くにいませんか。自分の無念な思いをまだ誰にも話していないとしたら、主治医でも、同じ病気の先輩でも、信頼できる人に話してみてください。あなたの苦闘や無念さをわかってくれる人はきっといます。あなたが逆風のなかで歩んできたことをリスペクトしてくれる人がいると思います。

あなたは自分が統合失調症であることを、誰かに話していますか。水泳の日本記録をたくさんもち、東京オリンピックの金メダルを期待されていた池江璃花子選手は、白血病であることを公表し、その闘病は多く人の感動と共感を呼びました。同じようにして、統合失調症について話せる社会になってほしいと思います。お母さんが「ご近所さんに言えないわ」と言っていたり、同窓会で人に話せずに口ごもってしまったりといった、悲しい経験をされている方も多いかもしれません。がんを公表することも勇気がいりますが、統合失調症の公表はもっともっと勇気がいるのが現状だと思います。統合失調症をもちつつ頑張って生きている人に対して、池江選手の場合のような共感や励まし、尊敬が生まれる社会になってほしいと願っています。

Q02 どうして精神科医は、話を聞くだけで統合失調症だと決められるんですか。納得できません。

ANSWER

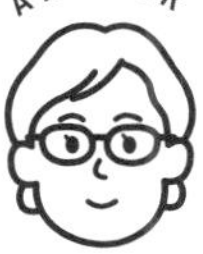

統合失調症は脳の不調であり、こころの病気ですから、精密な脳の検査やくわしい心理検査によって初めて診断がつけられると考える人は多いと思います。だから、二〇～三〇分の問診だけでいきなり統合失調症だと言われたら、不信感を抱く気持ちはわかります。

まずお伝えしたいのは、今の精神医学では、脳の機能検査や心理検査だけで統合失調症の診断がつけられるわけではないことです。実際に脳機能の不調などはあるので、たとえばある検査をして統合失調症の人一〇〇人の平均値と健常な人一〇〇人の平均値を比べると、統合失調症の人のほうが劣っていることはあります。しかしその差は小さいので、統合失調症で良い成績の人もいれば、健常者で悪い成績の人もいます。したがって、一人ひとりの成績だけを見て、統合失調症であるかどうかを決めることはできないのです。それならいくつかの検査を組み合わせれば判定できるのではないかということで、いろいろな研究が行われていますが、実際の診療に使えるような方法はまだ考案されていません。それだけ、脳の不調やこころの変調は微妙なものなのです。脳やこころは、ほかの臓器に比べてずっと複雑です。

現在の精神医学では、「操作的診断」といって、いくつかの症状や特徴を満たした場合に、その病気であると診断する方式が一般的です。特徴的な幻覚や妄想、自我障害（自分の頭のなかの考えがほかの人にわかってしまう、誰かが操作して自分にいやな感情を起こすと感じるなど、自分と他人の区別がうまくできなくなる症状）、社会生活に大きな影響がもたらされること、それらの症状が薬物やそのほかの疾患からくるものではないことなどがわかれば、操作的診断基準を用いて、統合失調症という病名をつけることができます。そのため、診断に必要な情報を三〇分ほどかけて集めれば、診断がつけられるということになります。

しかしそれは、長い人生に影響を与えるような疾患の診断のされ方として、納得のいくものではないと私はいつも感じています。こころの病気の症状は急に始まるものではありません。親から譲り受けた特質や、幼い頃からの育ってきた環境、家族との関係、学校での友だちとの関係、そうした生活に影響を与えるさまざまな要因が絡まり合って、「あなた」の考え方や生き方は作られていきます。そこに、思春期・青年期に社会に向かって巣立っていく際のストレスが加わり、ストレスのもつ力のほうが大きい場合に、うまく生きられなくなり、さまざまな症状が始まるのです。そして回復していくときにも、あなたのもっている力や周りの環境が大きな影響を与えます。

つまり、統合失調症という病気は、幻覚や妄想があるなら誰でも同じ病気なのではなくて、一人ひとりの人生のドラマのなかで出現してくるのです。そのドラマを本人と治療者が一緒に確認し、なぜ不調になったかを理解し、どうしたら回復していくことができるかを語り合うなかで、人それぞれの「病気のもつ意味」が見えてきます。

「ああ、そういうことで病気になったんだな」と思えたとき、症状は単に「薬で消してしまえばおしまい」というものではなく、自分にとっての何らかの意味が見えてくるかもしれません。そうしたこころの理解と、脳の不調であり医学的な症状があるという知的な理解とは、矛盾するものではないと思います。こころの理解によって納得が得られ、知的な理解によって病気の本態がわかって、人生に影響を与える病に立ち向かっていけるようになるのです。

ですから、三〇分の問診であなたが納得できないということは、もっともなことだと思います。もう一度じっくりあなたのこころの旅路に耳を傾けてくれる治療者に出会えるとよいですね。医学的知識ももちろん大切で、よい本や先輩の話、勉強会などは役立ちます。くれぐれも、あまり信用できないネット情報に騙されないようにしてください。

Q03 薬以外の治療法はないのでしょうか。できれば薬は飲みたくないです。

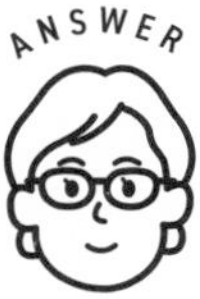

薬を飲みたくないというあなたの気持ちを教えてください。こころに働く薬は自分を変えてしまうような感じがして怖い？　薬は、あなたの人柄や考え方などを変えることはありません。病気に基づく症状をよくするもので、咳や熱を抑えるために風邪薬を飲むのと同じです。

初めて薬を飲んだとき、耐えがたい副作用に苦しめられた経験がありますか？　精神に作用する薬は、たとえば抗うつ薬ひとつとっても何種類もあり、ある人にはよく効くけれど、ある人には副作用が強くて使えない、ということが起こります。これは前もって予測できないことが多いので、副作用がつらかったら、遠慮なく主治医に伝えてください。そうすれば、もっとあなたに合う薬が見つかるはずです。

身体に悪い影響がある、ずっと飲み続けなくてはいけなくなるといった、薬の副作用にまつわる「うわさ」をよく耳にしますか？　家族に「副作用は大丈夫なの？」と聞かれた人も多いかもしれません。心配なことは一人で悩まずに、主治医の意見を聞いてみてください。どの薬にはどのような副作用がどの程度起こるか、という正確な情報があり、副作用を予防する方法や必要な検査、副作用が起こってしまった場合の対処法なども確立されています。主治医は忙しいかもしれないけれど、よく説明してもらうことが安心につながります。薬剤師も丁寧に説明してくれますよ。あなたの疑問は正当なものです。もしきちんと答えてくれない主治医がいるとしたら、問題があるのはあなたではなくて、主治医のほうだと思います。

もしかすると、インターネットで、「薬は有害、薬がなくても治る方法がある」という情報を見たことがありますか？　ネットは便利ですけれども、書かれていることは必ずしも正確ではないので、よく気をつける必要があります。今の医学では、統合失調症の治療のなかで、抗精神病薬（向精神薬（精神に作用する薬物）のうち、幻覚や妄想に効果のあるもの）は最も有効性の高い治療法のひとつと考えられています。それは、これまでの大量の医学研究に支えられたエビデンス（科学的な方法で確かめられている事実）です。

一般的には、まず少量から薬を飲んでいき、その薬が本人に合うかどうか確かめながら量を増やして、しっかり症状が改善することを目標に量を調節します。人によっては眠気が出たり、イライラしたり、薬による副作用が出たりすることがあるので、医師と相談しながら量を調節したり、違うタイプの薬を試したりすることが必要になります。抗精神病薬は、飲んですぐ気持ちが楽になるとか、パッと症状がなくなるということはなく、効果が出るまで少なくとも二週間は待つ必要があります。「飲んでも効果を感じない」と不審に思う人もいますが、今使われている薬はみんなそういう効き方なので、ちょっと我慢が必要です。それでも効果が出てくると、不安がとれ、気持ちが楽になってぐっすり眠れるようになったり、幻聴が減ってものごとに集中できるようになるなど、よい点が出てくると思います。

ここで、薬を飲んでいる人にとっては残念なことを書かなければなりません。今使われている抗精神病薬はみな同じ薬理作用をもっており、幻覚や妄想を改善する効果がありますが、そうした症状を起こすそもそもの脳の不調を治してくれるわけではありません。何年にもわたって飲んでいても、薬をやめると再発するリスクがあるというデータもあります。長く飲めばそれだけ再発しにくくなるというわけではないのです。

しかし、生活の荒波にぶつかって、脳の不調のためにうまく船の舵取りができなくなっているときに、よく眠って不安を減らし、しっかり休養することに薬は役立ちます。なんとか座礁を免れた船は、周囲の援助を受けて荒波を避けつつ、新しい進路を目指していくわけですが、それには精神療法や精神障害リハビリテーション（後述）が必要です。そして薬は、船を座礁しにくくし、船の進行を助けてくれるのです。

現状の治療や支援で回復し、新しい進路を目指して航海していける船はたくさんありますが、それでも、現在の医学では、意気揚々の新造の快速船というわけにはいきません。ですから私は、もっと医学が進んで、脳の不調そのものを治すような新たな治療法が生まれることを期待しています。

どんな薬でも身体には異物ですから、服用する際は定期的な血液検査や心電図検査を行います。しっかりチェックしておけば大丈夫。身体に合わないときは、別のタイプの薬に切り替えることもあります。

なんだか薬に支配されている感じでいやだという人はいませんか？　主治医に反論したら薬を増やされたとか、症状を訴えるたびに薬が変わるのでいやだという人はいませんか？　こころの病気の薬の効き目には、薬を出す人と患者との関係が影響することがわかっています。また、主治医と患者との人間関係のなかで、言ってみれば取り引きの道具として薬が使われる（患者が治療者に要求している本当の心理的な意味に目をつぶって要求に応じるために薬を出す、患者の困った行動に対して医師が怒りから薬を増やす、など）場合があることもわかっています。これは科学的な使われ方ではなく、とても残念です。こころの治療は複雑で、主治医と患者の関係のなかで、治療にとってよいこともよくないことも起こり得ます。それは私たち専門家がよく心得ておくべき事柄で、治療に手を携えていくべき両者の関係を、薬によって変えよう（場合によっては支配しよう）とすべきではありません。

それから大事なことは、治療法は薬だけではないということです。こころに働きかける薬以外のさまざまな治療法があり、「心理社会的治療」や「精神障害リハビリテーション」と呼ばれています。薬物療法は五〇年の伝統をもっていますが、心理社会的治療は薬が使われるようになるずっと前から行われており、エビデンスのある治療法もたくさんあります。薬と併用することが大事で、心理社会的治療だけでは再発が抑えられないなど、効果が十分でないことが研究でわかっています。

今の薬物療法ですと、効きやすい症状と効きにくい症状があり、また、友だちと会話したり仕事をしたりといった日常生活の改善は、薬だけでは不十分であることがわかっています。ですから薬は治療の一部、もしくはあなたを支える杖のようなものだと思って、そのほかの回復を後押しする治療や支援にもチャレンジしてみましょう。薬を飲んで家のなかでじっとしていても、学校に行ったり仕事をしたりできるようにはならないことが多いです。

反対に、つらいことがあったら薬、困ったことがあったら薬、といったように、薬に頼っている人もいますね。苦しいとき・不安なとき・どうしたらよいかわからないとき、薬がなんとかしてくれる、と思うことは誰でもあります。しかし薬は万能ではないので、うっかりするとだんだん量や種類が増えてしまったり、生き方の悩みや人間関係など、こころの働きで解決していくべき事柄に気づけなくなることも起こります。

先ほど「薬には限界がある」と書きましたが、よい薬をしっかり使っても、よくならない症状が何割かあることが明らかになっています。そういう症状はあきらめて我慢するしかないかといえば、そういうわけではありません。症状があってもやりたいこと・好きなことができる工夫や、症状を楽に受け止める工夫などによって、うまく付き合っていけます。そういう付き合い方(症状への対処法)を学ぶよいプログラムがいろいろありますので、ぜひ専門家に尋ねてみてください。デイケアのスタッフはそうしたプログラムをよく知っています。信頼できる仲間や支援者との二人三脚で少しずつ練習すると、誰でも上手に症状と付き合えるようになります。

Q04 今は幻聴もないのに、どうして薬を飲み続ける必要があるのでしょうか。いつまでも病気と思われているようで苦痛です。

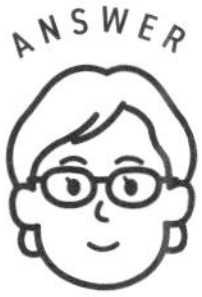

薬を飲まなくてもよくなったら病気は治っている、と考えるのが普通ですよね。でも残念ながら、病状が落ち着いていても薬を続ける必要がある場合があります。わかりやすい例は高血圧で、薬によって血圧は下がりますが、飲むのをやめるとまた上がってしまいます。統合失調症の薬も、病気そのものを治す力はないので、症状をよくすることはできても、やめてしまったときに再発するリスクがあります。

「一生薬を飲む必要がある」と病院で言われて絶望的になったり、いっぺんで病院に行くのがいやになった人はいませんか？　統合失調症の人全員が、一生薬を飲み続けなければいけないわけではありません。病気になってから二〇年たってみると、薬を飲まずに社会で生活している人が二、三割いるという調査がいくつもあります。ただ、どういう人が薬をやめても大丈夫か、どのようにやめていけばよいかということについての研究はまだ不十分で、よくわかっていません。

薬を中断して半年後には明らかに再発が増えているという研究もたくさんあります。また、多くの統合失調症の人を調べた研究では、ずっと薬を飲み続けている人は、途中でやめた人に比べて、不慮の死や再入院が少ないことがわかっています。ただ、残念なデータですけれども、長年薬を飲んでいれば、そのぶん病気がよくなり、やめたときに再発しにくくなる、というわけではないこともわかっています。つまり、薬をやめられるかどうかについては、まだ専門家全員が合意できる結論が出ていないのです。「なるべく早くやめたい」と思うのは人情ですし、その思いに私たち専門家がきちんと応えられないことを申し訳なく思います。

大事なことは、すぐやめようとしないことです。初めて病気の症状が出た場合には少なくとも二年間、再発があった場合には五年以上、抗精神病薬は継続したほうがよいといわれています。また、薬の量が少なすぎたり、症状が出たときだけ薬を飲んだりするやり方は、きちんと飲んでいた場合に比べて、再発を十分には防げないこともわかっています。

まずは症状がすっかり安定することが優先。それから生活が安定して、ストレスが少ない状況であることも大切。そして主治医とよく相談して、薬を減らしても大丈夫かどうか確認してみることが大切です。まずは主治医の意見を聞きましょう。納得できる医学的な理由を話してくれることが多いと思います。どうするかはあなたが決めることですが、知識をもった専門家の意見は貴重です。

たとえば仕事が順調に続いて自信がついたときなど、「もう病気はよくなっていると思うから、試しに内緒で薬をやめてみた」という話をよく聞きます。その気持ちは理解できるけれど、再発してしまうと、せっかくの仕事も続けられなくなったりしますから、もったいないです。症状が前より治りにくくなることもあります。

Q05 自分に合う薬はどうすれば見つけられますか。

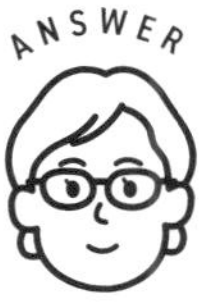

合う薬というのは、飲んでいて違和感や不快感、眠気などの副作用がなく、よく眠れて昼間の活動がしやすい薬です。そんなにいい薬に出会えるのかと疑問に思う人もきっといますね。たしかに病状や回復の度合いによっては、そこまでぴったりくる薬は見つからないかもしれません。しかし、しっかり回復してきたときに、自分に合っている薬だと、飲んでいても不都合がなく、生活しやすくなります。

回復を目指してリハビリテーション★を進めると同時に、自分に合う薬を探していくわけですが、その際には主治医との二人三脚が何よりも大切です。幻聴が聞こえるとか、人に見られていると感じるなど、統合失調症の症状をわかる範囲で主治医に伝えてください。それから、ご飯がおいしい、ぐっすり眠れる、集中力がない、イライラしやすいといった日常生活の様子も具体的に伝えてください。症状だけ改善しても、日常生活がよくなっていなければ回復には至りませんので、両方の情報を主治医と共有しながら、薬の調節をしてもらいます。具合が悪いことだけでなく、よくなったこと、できていること、楽しいことなどもしっかり伝えましょう。

どんな種類の薬が合うか、どれくらいの量がよいかは、人によってずいぶん違います。大事なのは「自分に合っているかどうか」なので、人と比べて薬の量が多い・少ないなどの比較は意味がありません。今は錠剤だけでなく、水薬、注射薬、貼り薬などもあり、それぞれ利点がありますので、それについても相談するとよいでしょう。また、いつ飲むか、一日何回飲むかも薬によって違いますから、あなたの生活に合うものを探せるとよいと思います。

どんな薬が飲みたいか、気持ちを遠慮なく主治医に伝えてください。主治医は忙しそうにしていたり、不愛想だったりすることもあるかもしれませんが、薬物療法は医師の大事なお役目。しっかり受け止めてもらいましょう。

それから、なぜ今の薬を選んだのか、主治医の説明を聞きましょう。ちゃんと医学的な理由があるはずなので、「そうなんだ、なるほど」と納得できるかもしれません。

エビデンスがはっきりしているのは、効果が長く続く注射薬（持効性注射薬といって、二～四週間に一回の注射でよい）の場合、飲み忘れを防げる、身体のなかの薬の量が安定しやすいなどの利点があり、飲み薬に比べて再発防止に役立つことです。最近は注射薬を利用する人も増えています。

残念ながら、「少し症状はいいかもしれないが、だるいし、集中できないので、薬を飲むのがつらい」という人もいると思います。今の薬に満足できていないのであれば、まずは主治医と一緒に「合う薬探し」をしてみて、ベストではないけれど、少しでもベターな薬と出会ったときに、その薬を受け入れるか、そうでなければどうしたいか、気持ちをよく主治医に話してください。主治医が、「今の医学には限界があるんです」と無念そうに言うことがあるかもしれません。でも、それを率直に話してくれる主治医は信頼できると思います。

★リハビリテーションの目標はその人らしい社会参加です。それが本人にとって納得のいく生き方である場合、「パーソナルリカバリー」と呼ばれます。本人と協力して、パーソナルリカバリーと社会参加を目指すのがリハビリテーションです。

Q06 薬をずっと飲むのは身体によくないのではないでしょうか。不安や不眠が改善するというサプリメントのほうが身体によい気がします。

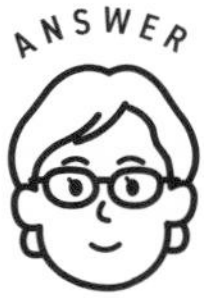

今はサプリメントが世の中にあふれています。テレビでも、インターネットでも、薬局でも、いろいろなサプリメントがその効果を謳っています。

でも、ちょっと待ってください。サプリメントは薬ではありません。私たちに処方されている薬は、しっかりとした医学研究によってその治療効果が証明されています。そして人体への影響を調べ、服薬しても大丈夫だとわかったものが、国によって承認されているのです。サプリメントは、そうしたエビデンスがないから、「薬」ではないのです。

統合失調症の治療ということでは、漢方薬もエビデンスが不十分です。きちんとよくなりたいと思う人は、エビデンスのある（つまり処方される）薬を飲んだほうがよいということです。

薬を飲み続けることで、身体への影響を心配する人は多いと思います。Q05（→23頁）でも書きましたが、どんな薬にも副作用がありますので、それをチェックするために、薬を飲んで不快感や違和感、いつもと違ったことが起こっていないか、主治医は問診で聞いてくれるはずです。また、定期的に血液検査や心電図検査をして、肝臓などの身体の状態をチェックしていきます。これは主に主治医が努力すべき事柄です。

薬によっては、食欲が出て体重が増えたり、生活習慣病のリスクが少し高くなる場合があります。これに対しては、スタッフに指導してもらって、あなたが健康な食生活や適度な運動を試みることがとても大切です。一人暮らしをしていて、どうしてもコンビニなどのお弁当に頼りがちな人はいませんか？　生活費が限られているので、食事にそんなにお金をかけられない人もいると思います。現実の制約がいろいろあるなかで、実際にどんな食事をするか、仲間の知恵を借りたり、相談しやすい支援者の意見を聞いたりしてみてください。お金や手間をかけなくても、おいしくて身体にいいご飯を食べられる工夫はいろいろあります。安い食料品店の情報なども、仲間に教えてもらうことが役立ちますね。

お金がかからず簡単にできる健康チェックとしては、定期的に体重を量ることをお勧めします。腹囲を測るのも、簡単にできて有効です。

大事なことを書いておきますが、抗精神病薬は性機能に影響する可能性があります。男性の場合には、勃起や射精がしにくくなることがあります。女性では、生理が不順になったり、止まってしまう場合があります。これは、抗精神病薬という薬の効果が性ホルモンにも影響してしまうためで、こうした状態が続くと、身体にも影響が出てきます。異性の主治医に性機能のことは相談しづらいかもしれませんが、とても大事なことですし、相手は医師なので、遠慮なくしっかり相談してください。性機能のこともきちんと尋ねてくれるのは、いい主治医です。影響がはっきりある場合には、薬を減らしたり、違う薬に変えたり、副作用をカバーする薬を出してくれると思います。

薬を長く飲むことで、男性も女性も、自分の子どもに何か影響するのではないかと心配する人は少なくありません。現在服薬しているからといって、将来生まれてくる子どもに何らかの影響が残るということはありません。ただし妊娠中や授乳中の服薬はまた別ですので、それについてはQ14（↓47頁）でご説明します。

身体の健康が心配でしたら、運動することをお勧めしたいです。自分に合った形でよいので、家事でも散歩でも、身体を動かすのはとてもよいことです。気分が変わったり、自信がついたりもします。可能なら、トレーニングジムの利用、スポーツチームへの参加、ジョギングや水泳など、しっかりした運動を定期的に続けられると、身体だけではなく、うつ予防などこころの健康にもよい影響があることがわかっています。一人では大変なので、仲間がいるとよいかも。通っているデイケアや事業所に、スポーツクラブなどはありませんか？　プログラムでバレーなどのスポーツを取り入れているなら、利用してみる手もあります。成果を報告し合ったり表にしたりすると、励みになるでしょう。

Q07 いつも誰かに監視されているように感じます。薬を飲んでもよくならないし、実際に監視している人がいるのではないかと思います。

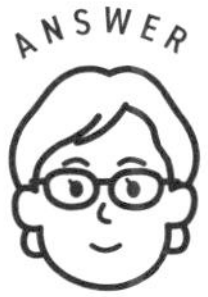

あなたがそのことをほかの人に話しても、「事実じゃないよ」「気にしすぎ」と一笑に付されて、いやな思いをし、その後は自分のこころのなかにずっとしまっているということはありませんか？　また、主治医に話すと、「それは病気の症状です」と片づけられてしまったり、場合によっては薬を増やす提案をされたりして、もう主治医に話したくないという人もいると思います。

あなたの体験は、あなたの脳がリアルに感じていることです。ただ、統合失調症では脳のネットワークが不調になっているので、事実を誤って認識してしまうことが起こるのです。残念ながら、薬物療法を行ってもそういう症状がずっと残ってしまうことも少なくありません。そこで、「薬を飲んでも変わらないから、やっぱり本当に起こっているのだ」と感じる人もいます。

監視されている感じがずっと付きまとうのは不快・不安ですし、外出がおっくうになったり、周りへの不信が芽生えたり、生活への実害がいろいろあります。何よりも、すぐ疲れてしまったりなど、あなたの苦痛は相当なものでしょう。

主治医でも、そのほかの専門家でも、仲間でも、あなたの「困っていること」を真剣に取り上げてくれる人の助けが必要です。話して、受け止めてもらい、苦しい状態でどう生活していくか先輩の知恵を借りることで、ずっと楽になると思います。

北海道浦河町にある「べてるの家」★の人たちは、「当事者研究」と名づけて、脳が不調になって起こる体験（彼らは「脳が誤作動を起こしている」と表現しています）に向き合い、それが自分にとってどんな意味があるのか、どんなとき起こってくるのか、どう付き合っていくのか、仲間の助けを借りながら自分たちなりの研究をしています。そうすると、生活への悪影響がずっと減ったり、気持ちが楽になったりします。脳の誤作動は、当たり前の生活の苦労から起こってくると彼らは言っています。たとえば、空腹や寂しさ、悩みや疲れなどがきっかけになるのであって、特別なものではないということです。私もその通りだと思います。何よりも、「ほかの人に理解してもらっている」という感覚をもてると、それまでの孤立感とはずいぶん気持ちが違ってきます。

ほかにも、薬を飲んでもよくならないつらい体験と付き合っていくやり方は、さまざまに研究されています。主治医や専門家に聞くと、そのためのプログラムや研修セミナーなどを教えてくれるかもしれません。元気回復行動プラン（WRAP（ラップ））などが代表的なものですが、ネットや出版物にもそうした情報が載っていますので、身近に直接プログラムをやっている支援者がいない場合でも、自分で、または仲間と一緒に勉強できると思います。たとえば、『こころの元気＋』という雑誌（地域精神保健福祉機構コンボが発行しています）にはそうした情報がたくさん載っています。また毎年夏に東京で行われる「リカバリー全国フォーラム」では、症状と付き合うためのプログラムや元気になった仲間の紹介などがあります。

★仲間同士が集まって、障害とともに生活し、福祉事業所の枠組みのなかでさまざまな生産活動をしています。「三度の飯よりミーティング」のスローガンが有名で、統合失調症は仲間ができる病気だという理解のもと、お互いの症状や障害を受け入れ合っています。

Q08 「死んだほうがいい」とか「おまえは馬鹿だ」といった悪口がいつも聞こえてきて、いやな気分です。

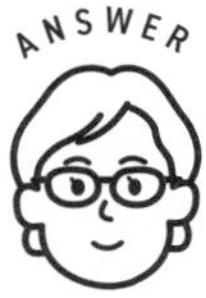

もしあなたが幻聴だと気づいていたとしても、いつもそんなことを言われたら、イライラするし、自分がいやになったり、誰かに虐げられていると感じて怒りを覚えたりするのではないかと思います。そのつらさは、きっと当事者でないとわからないものでしょう。前にも書きましたが、薬を飲んでもよくならない体験に対応するための治療的な工夫はさまざまになされています。エビデンスのあるプログラムとして、精神病症状に対処するための認知行動療法、SSTの症状自己管理モジュール、元気回復行動プラン（WRAP（ラップ））などが日本でも実施されていますので、ぜひ利用してください。何よりも、一人で我慢しないことが大事です。

あなたが、自分に自信がもてない、自分はダメだと思い込んでいるということはないですか？幻聴が聞こえるということは、基盤に脳内ネットワークの変調があるわけですが、自分自身の認識が幻聴に反映されることがよく起こります。だからこそ、自分にとって一番いやなこと、つらいポイントを、幻聴が突いてくることになるのだと思います。自分のよいところを見つけることや、前向きな考え方を取り入れることを練習するプログラムがいろいろありますので、専門家に尋ねてみてください。また、そもそもなぜ自分がそうした自己認識へと追い詰められてしまったのか、自分の人生のつまずきや後悔などを専門家や仲間に聞いてもらうことも役立ちます。そうしたなかで、それまでと違った、少し楽な見方が、自分自身に対してできるようになっていきます。

一般的には、自分への自信をつけていくこと、自分の生き方に満足できるようになることは、地道な作業です。仲間との信頼関係を築くなかでお互いのよいところがわかり合えるようになったり、体力や気力が回復してきて日常生活で自分のやりたいことができるようになるのにも、時間がかかります。さらに、資格を取ったり、仕事を続けたりすることも準備や努力が必要です。そうした地道な努力が積み重なっていったときに、幻聴は前ほどあなたを苦しめなくなるかもしれません。

それから、適切な薬を適切な量・期間使っても幻聴などがよくならない場合に試してみる価値のある薬として、クロザピン（市販名：クロザリル）が知られています。一％程度の人には白血球が減少する重い副作用があるため、入院して、血液検査を繰り返しながら徐々に使っていきます。退院後も定期的な血液検査を受けなければなりません。大変だけれど、この薬でよくなる人がいることが精神医学の知見として積み重ねられています（かなりよくなる人と、少しよくなる人を合わせて六〇％くらいで、一〇〇％ではないことは頭に置いておいてください）。前に書いた持効性注射薬も試してみる価値があると思います。

Q09 すぐに疲れたり、気分や体調が悪くなったりするので、横になって休むことが多いです。病気になる前のように元気に活動できるようになるのでしょうか。

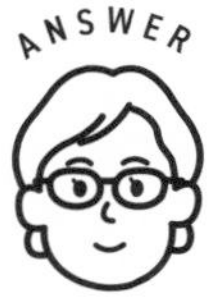

統合失調症やうつ病のようなこころの不調を経験すると、不安になりやすくなったり、緊張しやすくなったり、ストレスにもろくなったり、身体の病気ではないのに身体の不調感が出て疲れやすくなったり、「健康な感じ」がもてなくなったりすることがあります。前は楽しかったことが楽しめず、おっくうになって、生活の喜びが減ったり、チャレンジしてみようという元気や自信が失われることもあります。なかにはすっかり元気になる人もいて、個人差が大きいので一概には言えませんが、体力や健康に自信を失う場合が多いです。もしあなたがそういうタイプだったとしたら、自分自身にもどかしさを感じているでしょう。元気に楽しめない、思い切り頑張れないのは、なかなかつらいことだと思います。

Q08 （↓32頁）でも書きましたが、地道に力をつけていくことが役立ちます。その途上では、「今のところ、自分にとってちょうどいいのはこれくらい」と、少し低めのペースでやっていくのがお勧めです。一気に頑張ろうとしたり、反対にあきらめてしまって動こうとしないでいると、うまく回復していかないように感じます。もっとも、何らかの僥倖があって、たとえば素敵な異性と巡り会ったり、思い切って試みた仕事がうまくいったり、仲良しができて毎日会うのが楽しみになるなどのなかで、ぐっと元気になり、健康な感じが戻ってくることがあります。そのあたりの期待感や希望をもちつつ、でもあまり無理して頑張らないで、コツコツ感を大切にすることが、コツといえるでしょうか。

ストレスにもろくなってしまい、前は平気だったことが調子を崩すきっかけになることもあります。あなたにとってはがっかりする体験だと思いますが、これもゆっくり自分の力をつけていくことで、時間をかけて乗り越えていけると思います。焦らないで。

やれる範囲で好きな運動を続けるとか、身体の健康によいことは、回復に役立ちます。ヨガやウォーキングなど、リラックスしながら一人でできる運動などがよいかもしれませんね。

Q10 明日から仕事をしたいと思っているのに、病院のスタッフは「まずデイケアに通ってみよう」と言います。試してみたいのにどうして反対されるのでしょうか。

ANSWER

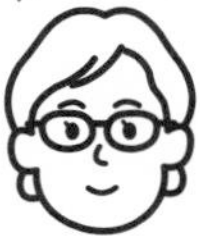

仕事がしたいと思い立ったのは、どんな気持ちからでしょうか。ずいぶんよくなってきたのでもう大丈夫ではないか、と感じておられるとしたら、まずは一緒に回復を喜びたいです。調子を崩して通院することになり、もうずいぶん長い間、自宅で過ごしていたので、早くなんとかしたいという気持ちが強くなってきたということでしょうか。友人や知り合いが元気に仕事をしているのだから自分も頑張らないと、と一念発起したのでしょうか。家族に「将来どうするの」と思われているように感じて、つらいということもあるかもしれません。いずれにしても、いろいろな思いのなかで仕事をしようと決意されたことは、大事なことです。その気持ちをまずはしっかり受け止めたいと思います。

専門家はこれまで多くの経験をするなかで、うまく仕事に就いて長続きするためには、どのようなステップを踏むとよいかを学んできています。もちろんステップは個人差が大きいけれど、「安全に」「失敗が少なく」仕事に向かっていく道筋を見てきました。また、回復途中の人が先行きに焦ってしまって、「もう少し準備したほうがうまくいく」という時期に仕事に飛び込んでいく例も、たくさん見てきています。そうした経験から、支援をする側としては、「よりうまくいくであろう方法」を提案するのです。

多くの経験に基づいていますので、なぜそういう提案が出てきたかということを、よく聞いてみることをお勧めします。もちろんあなたのことはあなたが決断するわけですから、「自分はこうしたい」という思いは大事ですけれども、仕事に限らず新しいことにチャレンジするときに、経験を積んだ支援者の知恵は役立つことが多いです。

ついでに言いますと、失敗を心配するのは専門家としては当然のお役目です。どうしてかというと、失敗はしばしば病状悪化につながって、それまでの回復を根底から壊してしまう場合があるからです。そうでなくても、失敗のトラウマからひきこもりになってしまったりすることも起こります。だから大きく転ばないように、うまく失敗する、一人で疾走しないでちょっと周りを見たり、引き返すことも考えて飛び込んでみる、といったことが大事かもしれません。

「自分はやれると思うのに、どうして支援者はそう思わないの?」と、見方の食い違いに腹立ちや失望を感じることがあるかもしれません。ですが、一般的にいっても、客観的に眺めることのできる他人のほうが、自分自身よりも辛口の見方をしていて、そちらのほうが当たっているということはあると思います。統合失調症の回復の時期には、主に三つの理由から、自分自身に対する見方が少し甘くなってしまうことが起こります。

①脳の不調で、現実認識がうまくいかない

②しばらく現実から離れていると、早く元に戻ろうと焦りやすい

③こころの病気に対する周囲の、そして自分自身のネガティブな見方があり、それに負けまいと反発して気負う

気持ちがはやって、先が読めなくなりやすい状態といえばいいかもしれません。

そうはいっても、支援者もこれまでの経験にとらわれているかもしれませんし、あなたの働きたいという切羽詰まった思いに戸惑って、うまく対応できていないのかもしれません。なぜ、今はまだ早いと考えるのか、よく聞いてみてください。反対されたからとがっかりしないで、自分の思いをよく説明してください。そのうえでチャレンジするかどうかは、あなたが決めることです。そのときは支援者もきっと、一緒に道を探してくれることでしょう。

Q11 公務員になりたいと思っているのに、福祉事業所のスタッフが障害者就労を勧めてきました。自分の気持ちをわかってもらえません。

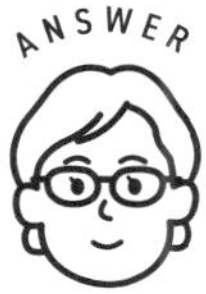

あなたは一般の仕事がしたいのであって、障害者として働きたいと思っているのではないということですね。「障害者」という言葉には重い響きがあり、病気になる前には普通に学校に行ったり仕事をしたりしていた自分が、どうして今になって「障害者」になるのか、納得いかない気持ちだろうと思います。何より、灰色の未来しか浮かんでこないかもしれません。そんなことを言う専門家に対しても、不信感を抱く人は多いです。あなたの不満や不信や疑問は、今まで多くの人たちが感じてきたものです。

統合失調症などのこころの病気には、幻聴や抑うつなどの特徴的な症状があり、それが当事者を苦しめます。その背景には脳の不調があり、本来の能力がうまく発揮できなくなるのです。統合失調症に伴う脳の不調には次のようなものがあります。

① 注意を集中したり、出来事を覚えたり、仕事の段取りをつけたりする神経認知機能の障害
② 相手の表情や動作から、気持ちや意図を察したり、置かれている状況を理解したりする社会

認知機能の障害

③ 自分自身の感情や状態を理解する自己認識機能の障害

④ 未来に向けて意欲をもって計画を立てたり、周りへの関心をもったり、自分を表現したりすることがうまくできなくなる陰性症状

こうした脳の不調があるために、前にできていたことがうまくいかなくなります。「前はもっと読書に集中できたのに、今は読んでも中身が入ってこない」「周りの人の会話に入っていけない、取り残されている感じ」などという話はよく聞きます。

目には見えないけれど、こうした脳の不調によって、日常生活にいろいろな困難が出てくることは、「障害（disability）」と呼ばれています。個人差が大きいので、こうした障害がほとんど目立たない人もいれば、残念ながらいくつもの障害がみられる人もいます。薬物で幻聴がよくなっただけでは元気に生活できるようにならないことが多いのは、この障害があるからです。そこで、何らかの障害をもちながらも、やりたい生活ができるようになることを目的とした精神障害リハビリテーションが必要になってきます。学校や職場でも、こうした障害に配慮した対応が求められます。

あなたはどういうことは大丈夫で、どういうことは苦手ですか。冷静に、自分が今できること、前と違ってうまくいかないことを考えてみると、どんな生活や仕事がよさそうかが見えてきます。得意なことと苦手なことがあるのは、何も統合失調症の人だけではありませんね。人間、誰しもそうです。私にも、「絶対できないなー」という職業はすごくたくさんあります。

「障害者」というのは、社会制度を利用するときの言い方だと理解してください。あなたは障害

をもっているかもしれないけれど、社会で活かせる能力ややる気があるし、みんなに好かれる人柄ももっています。障害があなたのすべてではありません。国からの助成金を受け取るときに、書類上「障害者」ということになるだけです。

障害者就労の制度とはどんなものか、メリットとデメリットがはっきりあるので、ぜひしっかりソーシャルワーカー（精神保健福祉士）などの意見を聞いてみてください。制度を利用した先輩の話もとても参考になります。今の就労支援では、障害者福祉手帳を取得することで、障害をもっている人のためのさまざまな支援や助成金などが受けられる仕組みになっています。

統合失調症であっても一般の就労をしたい人はたくさんいますし、実際に成功した人もいますけれど、それはけっこう狭くて厳しい選択肢です。それでもあなたの選択であれば応援するのが支援者の務めだと私は考えていますが、「手帳がないと、使える制度がほとんどないので支援はできません」という専門家が、残念ながら世の中には多いようです。あなたにとっては、難しい判断になります。仕事がしたいから妥協する、という人もたくさん見てきました。

それから、障害者福祉手帳を一度もらったら、その後ずっと「障害者」になってしまうわけではないということはよく知っておいてください。障害者就労で実績と自信をつけてから、手帳を使わずに一般就労した人たちもいます。手帳は回復すれば返上できます。まだ短時間しか働けない、自分の力に自信がもてないといったときに、上手に利用するべきものです。

障害者就労でいくのか、一般の職場を探すのかということは、じっくり専門家の知識や経験を聞いたほうがあなたにとってよい判断ができるでしょうけれども、いずれにしても最後に決めるのはあなた自身だと思います。

Q12

彼女（彼氏）が欲しいです。どうしたらよいでしょうか。

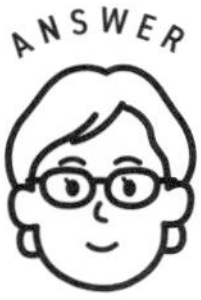

あなたはこれまで、異性と交際した経験はありますか。人によって早い・遅いはずいぶん違うけれど、思春期の頃に異性を強く意識するようになって、友だちの交際の経験を耳をダンボにして聞いたり、恋愛本を読んだりしながら、こころの準備をして、いざ好きな人ができたら、勇気を振り絞ってアタックする（なかなかこれができないことはたくさんの恋愛小説で証明済み）。交際の経験を積むなかで、異性のことを知り、そうした強い感情を伴う体験のなかで自分のことも深く考えるようになり、そうこうするうちに社会人になって経済力がつくと結婚も見えてくる、というのがよくある道筋でしょうか。

もちろん、失恋して自分のことが死ぬほどいやになったり、異性に幻滅するということもあるかもしれません。夢中になれることが見つかって、長い間異性のことは脇に置いて生活していく人もいます。あなたはこれまでどんな経験をしてきましたか。

異性と付き合うのは、同性との関係もそうですが、それなりの経験やスキルがあったほうがうまくいきます。彼女（彼氏）が欲しい人は、まずはそうした経験を積めるような場、共有できる仲間、相談相手になる先輩がいるとよいですね。そうなるとやはり、デイケアや学校などで、まずは異性や仲間に出会うことが必要です。失敗は大切で、そのなかで学びつつ、恋愛がうまくいくようになると思います。

自分を磨くこともとても大事で、生き生き趣味の話をする人、大切な生きがいがある人、みんなのために力を出せる人などは、異性にも同性にもモテると思います。だから私はよく、「モテる技を磨いてね」と言います。それは自分の人生を豊かにすることでもあります。

最近見聞きするのは、ある程度の年齢になってから（五〇代、六〇代の人もいます）、同じ障害をもつ相手と出会って、カップルとして支え合うことになった人たちの話です。お互いへのいたわりや理解が深い、とてもよいカップルの話を聞くと、本当に素晴らしいと感じます。仕事や世俗的なことにかまけて忙しくしているいわゆる普通のカップルよりも、ずっと純粋なかかわりを大切にしているように見えます。大事なのは、統合失調症を抱えながらも、自分の人生を生きてきたお互いへのリスペクトだと思います。

正直になりたいと、付き合いの当初から、いきなりこころの病気をもっていることを告白する人がいますが、それはあまりよい作戦ではないように思います。たとえば会ってすぐに、自分の貯金額を説明する人はいませんよね。プライベートなことを含めしっかり相手のことがわかって、自分のことも知ってもらって、そのうえで信頼できると感じたら、もっと知ってほしいと思って大事なことを話す、という順番だと思います。

だから、統合失調症のことも、相手との関係がしっかりしてから話したほうがよいでしょう。そうしたときに、相手の人は、好きなのはあなたの優しさや誠実さであって、病気のことは関係ないと言ってくれるかもしれません。もちろん、統合失調症があって、生活にいろいろ影響が出てくることや、再発のリスクがあることなども知っておいてもらったほうが、あなたの気持ちも楽になるし、何よりも、深く受け入れてもらったと感じられるでしょう。そこまで関係が進むと、結婚も大丈夫かもしれませんね。

Q13 結婚して自分の家庭をもちたいですが、親は「病気だから無理」と言って反対しています。

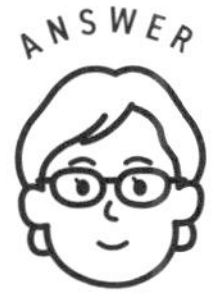

結婚して家庭をもっている統合失調症の人は日本中に、いえ世界中にたくさんいますよ。大丈夫です。

たしかに、精神科の病気、なかでも統合失調症への偏見は根強くあります。こころないうわさ話に傷ついたり、友だちや同僚が距離をとっているように感じたりなど、つらい経験をされた人もいるでしょう。でもQ12 （→42頁）で書いたように、「相手のことが好きになる」ときには、その人のもっているよさがたくさん見えているのであって、病気のことは相対的に小さい要素です。そもそもお互いのよさが見えている関係でなければ、結婚生活はうまくいかないですよね。

パートナーの親族が病気のことをどう捉えるかについては、慎重に考える必要があります。親族に対してどう説明するかは、パートナーがよい答えをもっていることが多いです。二人でしっかり相談し、専門家の意見も聞き、先輩の経験なども参考にできるとよいですね。家族会でもそうした話題は時々出てくると思います。病気のことは親族には話さない選択をするカップルもいます。

もちろん統合失調症の知識をパートナーにもってもらったほうがうまくいくので、私は二人で一緒に外来に来てもらうことを勧めています。そこで、統合失調症について、医学的にわかっていること、どんな治療が必要か、今後の経過、再発を防ぐ工夫、妊娠・出産のことなど、率直にお話しします。パートナーの人の心配にもお答えするようにしています。そうして二人で外来に来てくれたカップルは、病気のことを一緒に考えていこうとしているので、だいたいその後うまくやっているように思います。

結婚生活がうまくいくためには、相手にべったりの依存ではなく、自分で自分の生活ができる人同士の支え合いが大切です。自分自身の身の回りのことやこころのケアは、どれくらいできていますか？　相手を思いやることもできますか？　結婚というと、掃除や料理などの家事が思い浮かびますが、これは練習すれば上手になっていきます。大事なのは自分自身のケアです。そうはいっても、人間同士の関係ではいろいろな葛藤やトラブルが起こるのもまた普通のことなので、そこを相談できる人がいるとよいですね。友だちでも専門家でもきょうだいでもＯＫです。一方的に相手のケアに頼っていると、相手が疲れてしまって、時間がたつとうまくいかなくなる例をいくつか見てきました。

結婚というと、とくに男性は経済的なことを心配する人が多いでしょうね。これも相手の女性がどう考えるか次第で、高収入の人と結婚したいという女性が相手だと、ちょっと大変なのは誰でも同じかも。障害年金をもらっている人同士、生活保護を受けている人同士のカップルも最近よく見かけます。経済面でもお互いの価値観が合致することが大切です。収入が少ないので結婚できない、とあきらめる必要はありません。一緒に暮らしていくことにより大きな価値がある、と思える人に巡り会えるかどうかだと思います。

Q14 薬を飲んでいることで、子どもへの影響はないでしょうか。妊娠や出産は問題ありませんか。

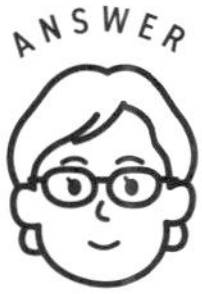

現在あなたが妊娠中でなく、または男性だったとしたら、今飲んでいる薬があなたの将来の子どもに悪影響を与えることはまったくありませんので、安心してください。妊娠や出産への薬の影響を心配する人はとても多いです。大事なポイントを書きます。

◎統合失調症の治療薬である抗精神病薬について、胎児に明らかな遺伝的影響があると証明されていて、妊娠中絶対飲んではいけないという薬は、現在医学的に明らかになっている範囲では、ないといえます。

◎しかし、どんな薬でも、絶対に安全だと証明されているものもありません。赤ちゃんが欲しいと思ったら、計画的な妊娠ができるとよいです。主治医と相談しながら、病状が安定しており、生活のうえでも大きなストレスがない時期に、可能な範囲で薬の量や種類を減らしてもらいます。「可能な範囲」ということが大事で、再発を防ぐのに必要な量についてはエビデンスがありますし、あなたにとって症状を悪くしないためにどの程度の薬が必要か、主治医はきっと意見や経験をもっています。少なければ少ないほどよい、ということではありません。無理をして病状が悪化すると、妊娠中に大切な身体のケアがきちんとできなくなってしまいますし、将来の赤ちゃんのケアも大変になります。母体の病状が悪いと、体内のホルモンバランスに影響するので、胎児に悪影響が出る可能性もあります。主治医と冷静によく相談してください。

◎妊娠初期の、赤ちゃんの器官が形成される時期を過ぎると、薬の胎児への影響は相対的に小さくなります。風邪をひいた場合でも、風邪薬を我慢するところまで頑張らずに、産科の先生と相談して薬を使っていくことができます。精神科の薬についても同じですので、主治医と相談してください。

◎出産時は、薬によっては出産に影響が出たり、生まれてくる赤ちゃんの眠気が強かったりということが起こる場合があります。精神科、産科の主治医同士で相談していただくことが大切です。あらかじめ、そのことについてお願いしていれば安心ですね。病院によっては、生まれた赤ちゃんを経過観察のため集中治療室でしばらく預かるところもあります。妊娠がわかって産科を受診したときに、そうした施設をもつ病院での出産を勧められることもあります。そこは産科の医師の判断次第ですので、指示に従ってください。なお、通常量の抗精神病薬の場合、影響は小さく、特別の対策は必要ないことも多いです。念のため、安全のための措置と考えてください。

◎母乳のなかには、お母さんが飲んでいる薬の成分が混じることがあります。授乳して大丈夫かどうかは小児科の医師がくわしいので、これも妊娠中によく相談しておいてください。なお母乳ですと、お母さんしか赤ちゃんに栄養を与えられず、とくに生まれてから二ヵ月くらいは毎日休みなく二～三時間おきに授乳しなければならないので、相当大変です。私も新米お母さんだった頃はもう必死で頑張りましたが、昼間赤ちゃんと一緒によく寝ていました。ミルクとの併用にすると、お父さんやおばあちゃんに代わってもらえますので、夜よく眠れないのが心配な人、へばってしまわないか不安な人にはミルクもお勧めです。何よりお母さんのこころの負担が軽くなります。私は、「何が何でも母乳」と頑張らなくてもよいのでは、という考えです。とくに出産後間もなくから一ヵ月後くらいまでは、統合失調症の再発が多い時期であることがわかっていますので、睡眠をしっかりとれる体制だと安心です。

◎お父さんやおばあちゃんなどのサポート体制は、その後の子育てにとってとても大切です。家族に頼れない場合、今はいろいろな母子を支援する仕組みがありますので、保健所に相談してみてください。出産前から産後数週間、入所して助産師さんのケアを受けられる助産所もありますので、おばあちゃんが大変な場合には、そうしたところを探す手もあります。

◎妊娠中の再発は少なく、先に書いたように、出産後しばらくの間が心配な時期です。母体のホルモンの分泌が大きく変わったり、赤ちゃんの世話をする負担が急にのしかかったりするからだと思います。実は再発で一番多いのは、妊娠がわかって不安になり、飲んでいた薬を急にやめてしまうケースです。そうなると妊娠中に具合が悪くなり、母体も胎児も心配な状況になってしまいます。くれぐれも妊娠は精神科の主治医と相談して計画的に。もしうっかりして妊娠がわかったときにも、慌てて薬をやめないで、主治医や産科医とよく相談してください。案外、ご主人やおばあちゃんが、「薬を飲んでいて大丈夫なの？」と不安をあおることがあります。心配してくれるのはありがたいけれど、ここは専門家の意見に従うことが大切です。ネットなどにも不確かな情報があふれているので、惑わされないようにしてください。

Q15 親がいつも「早く自立しろ」とうるさく言います。そんなこと自分でもわかっているのに。どうしたら親にわかってもらえますか。

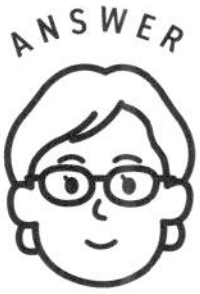

本当に、親っていろいろ心配しますよね。退院できたと思ったら、「デイケアに行かないの？」。デイケアに行っていたら、「いつ頃から学校に行けそう？」。「なんか元気ないわね」とすぐ顔色を見る。イライラして、「ほっといて」と怒りたくなる気持ち、わかります。親以外にこういう心配をしてくれる人はいないのも事実で、親心は実はありがたいものではあるのですが。いずれあなたが元気になって一人暮らしをしたり、結婚して親になったりすれば、親心について違う見方をするようになるかもしれません。しかしそれはまだ先の話ですね。

何かとイライラさせられ、「うまくいかないのは親のせいだ」と感じることはありませんか。とくに、ひきこもらざるを得ないような状況では、家族しか接する相手がおらず、イライラの矛先が家族に向かいます。実際に心配しすぎ、世話を焼きすぎ、場合によってはこころをかき乱すようなことを言う親もいますので、家族のための勉強会や家族会がお勧めです。家族も心配しすぎてストレスになっているので、外の空気に触れ、正確な知識を学び、仲間の親たちにねぎらってもらうことが必要です。「もっと病気のことについて勉強してよ」と子どもに言われたので勉強会に参加しました、という親御さんもおられました。まあ、あなたもイライラするけれども、親も相当切羽詰まっているということですね。それだとお互いの焦る感情をぶつけ合うだけで、よい方向には向かいません。親が外の支援者につながるようになると、あなたもプレッシャーが減って楽になります。次の質問で書きますけれど、一人暮らしは大きなチャレンジです。あなたにいろいろな経験をさせてくれると思います。家族と少し距離をとって考えられるようになるかもしれません。

そうはいっても、一人暮らしが簡単にはできないことも多いと思います。あなたには、家族のことを相談できる人はいますか？　あなたの不満やイライラは多くの人が経験しているものです。多くの仲間や先輩は、それに対する共感や、対応するためのよい知恵をもっています。支援者に相談してみるのもよい手です。あなたの気持ちを、家族に上手に伝えてくれるかもしれません。

案外、家族同士はわかっているつもりになって、お互いの気持ちを言葉にしないので、支援者に入ってもらい、家族で対話をするのもよい経験になります。「単家族グループ」といって、家族に支援者が入り、ストレスになっていることや気持ちの伝え合いをするグループ療法もあります。また、複数の家族によるグループもあります。親は、わが子がしっかりほかの親に考えを話していることに驚いたり、子どもは、自分の親がいろいろなことを考えていることがわかったりします。切実な親の思いや、親に申し訳なく感じてつらい子どもの思いなどが、初めて話されることもあります。

あなたは、何か自分なりに努力していることをアピールしていますか？　「親なんだから、そんなこと、黙っていてもわかるでしょ」ということではありません。放っておいてほしい気持ちを率直に伝える方法もあります。デイケアなどのＳＳＴ（社会生活技能訓練。日常のコミュニケーションの練習をします）では、そうした練習をすることができます。

Q16 一人暮らしに憧れているけれど、家事もできないし、お金もないし……つらいです。

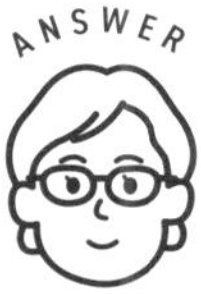

一人暮らしをするためには、経済的な面をどうするか、まず考える必要があります。住んでいる地域によって制度が違いますが、グループホームに助成金がついていて障害年金があればなんとか暮らせるなど、いろいろな方法がありますので、ソーシャルワーカーに相談してみるとよいと思います。

一人暮らしをしている先輩に、生活の様子を聞いてみるのもよいですね。イメージがぐっと具体的になります。家事などはヘルパー制度を利用して、少しずつ教えてもらうことも可能です。金銭管理をしてくれる制度や、訪問介護で薬やそのほかの健康面を助けてくれる制度もあります。

あなたは一人で過ごせますか？　外に出ていく時間と、自分一人で楽しむ時間が両方あるとバランスがよいですね。寂しいので電話魔・メール魔になる人もいますが、友だちや支援者が困ってしまい、関係が悪くなるのは残念です。気持ちや体調と自分なりに付き合えることは、一人暮らしにとってとても大事です。そのやり方は、仲間との勉強会などで学んでいくことができます。デイケアでの勉強会に参加した人もいるのでは？

睡眠と食事の管理は基本ですね。一人暮らしを満喫しすぎて、ゲームやネットにハマらないようにしましょう。生活リズムが崩れてしまいます。健康管理はこころの健康にもつながります。お金はないし、面倒だしで、食事はいつもコンビニのお弁当ということはないですか？　カロリーや栄養のバランスには気をつけてください。私が顧問をしているグループホームでは、簡単で安くて栄養のある料理の情報や、閉店間際に半額になる、お寿司がおいしいといった近くのお店の情報などを交換しています。あなたの健康はあなたが守るしかありません。

地域で生活することを考えると、きちんとごみ出しをすることも大事です。大家さん（管理人）や、顔見知りの近所の人には挨拶をしましょう。家のなかで困ったとき、助けてくれるのは大家さんや近所の人です。女性はとくに、近くの交番のおまわりさんの顔がわかれば、やはり挨拶しましょう。地域のパトロールをしてくれるなど、頼りになります。住んでいる地域の防災訓練はよい機会で、障害があることも思い切って話せると、いざというときの助けになります。そこまでは無理でも、避難場所などがわかるだけでずいぶん安心できると思います。

いろいろ大変なこともあるけれど、一人暮らしはあなたにたくさんの貴重な経験をさせてくれると思います。

Q17 親が亡くなったら自分はどうやって生きていけばいいのか、いつも心配です。

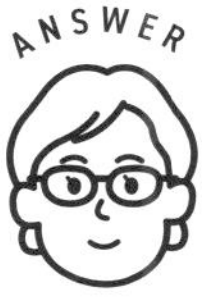

自分のケアができるようになることは、大切な準備ですね。家事を分担したり、銀行の手続きをしたりするのはよい予行練習になります。親が元気なうちに準備して、一人暮らしにチャレンジするのも大切な経験です。

今の世の中、高齢の一人暮らしの人へのサービスはたくさんありますし、そうした人たちの集まる場所（たとえばスポーツジムにはたくさん高齢者が来ています）もあり、一人暮らし仲間はたくさんいます。一人暮らしのための食材やお惣菜もスーパーにたくさん並んでいますね。時間の使い方や症状への対処など自分との付き合い方を知ることや、自分で過ごせる楽しみがあること、いざというとき頼れる人がいることも、一人暮らしには大切です。

そうはいっても、肉親が身近にいないのは寂しいものです。あなたは、きょうだいや親戚との付き合いはどうしていますか？「迷惑をかけたくないので、元気なうちは親が全部面倒を見ます」と言って、きょうだいには病気のことをほとんど知らせていない家庭の話をよく聞きます。しかし、親が亡くなってから急に親密に付き合うのは難しいので、生前からきょうだいとも交流をしておくほうがよいと思います。成長に伴って、病気の話を親からきょうだいに伝えていくことも大切です。知らされないと、かえって不信感や不安をもちやすいかもしれません。

きょうだいは親よりもずっと冷静に病気を見ていることが多いものです。きょうだい自身が親から独立しており、自分の仕事や家庭の切り盛りに忙しいので、あまり負担はかけられないことが多いでしょう。時々電話で近況報告するとか、誕生日に一緒に食事をするなど、ちょうどよい距離感がそれぞれの家族であると思います。

若い頃に病状が悪くて家で乱暴なことをしたり、親を困らせているのを見て、若いきょうだいが義憤に駆られて当事者をいさめ、そのせいで仲が険悪になって、以後は交流がなくなってしまったりすることがあります。そうした状況を負担に感じて、家からすっかり離れてしまうきょうだいもいます。どちらも気持ちはわかるのですが、病状が落ち着いた頃に、お正月に一緒に集まるなど、気まずい感情を乗り越えて、ゆっくり交流を取り戻していく工夫ができるとよいですね。病気の影響だったことや、今は落ち着いていることも、できれば本人からよく説明します。

病状が悪くなって入院、などという場合には（残念ですが、しばらく落ち着いていても、ある程度の年齢になってまた悪化することは起こり得ます）、やはり家族の出番ですから、危機のときのためにも、親以外の若い家族とのつながりが必要になります。財産管理の問題が出てくることもあります。専門家が日常的なケアをして、きょうだいや親族に負担をかけないように努力するわけですが、血族でないと法的にできない事柄がいくつかあります。

Q18 診察で話をもっと聞いてほしいのですが、主治医に時間をとってもらえません。仕方ないのでしょうか。

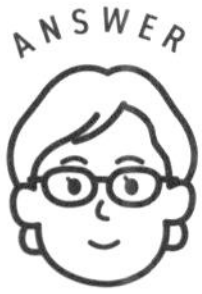

あなたはどんな話を聞いてもらいたいと感じていますか？　薬や医学的なことについて、もっと質問に答えてほしい気持ちでしょうか。毎日の困りごとについて、あれこれ相談に乗ってほしいですか？　こころの病気になったことで感じている挫折感に耳を傾けてほしいですか？

病院やクリニックの方針、外来の混み方、外来以外の仕事の状況など、主治医にもどうにもならない事情があり、どの程度診察に時間を割くことができるかは、否応なしに決まってしまうのが一般的だと思います。その決まった枠のなかで、「そうはいっても、先生は私のことを心配してくれる」と感じて現実を受け入れるのか、もっと違う診察をしてくれる医師を探すかは、あなたの気持ち次第です。ある調査では、一人の人が経験する主治医の数は四人以上だそうです。もちろん転勤などの事情もあるでしょうが、自分に合う主治医を見つけようとした結果も含まれているでしょう。

病状や薬についてあなたの質問に答えてくれる、というのは、最低でも果たさないといけない主治医の役割だと思います。日常生活について、よかったことを喜んでくれたり、困ったことを一緒に考えてくれたりする主治医は、大切な回復の伴走者です。あなたも、よかったこと、つらかったことを上手に診察のなかで伝えられるようになると、診察が待ち遠しくなるかも。こころの病気になったことでの当事者のさまざまな思いや、人生をどうしていきたいかという切実な葛藤などは、ふとしたことから気持ちが触れ合って話ができる、というくらいが一般的な医師の診察のあり方でしょう。そうした思いにしっかり付き合ってくれる主治医は、「名医」の範疇に入るかもしれません。

主治医だけではなく、たとえばデイケアのスタッフだったり、外来のケースワーカーだったり、訪問看護師だったりのなかに、あなたの思いを受け止めてくれる人が見つかることもあります。最近はピアスタッフ（こころの病気を経験したことを活かして回復を支援するスタッフのこと。同じ目線で話を聞いてもらえると支持する人が多い）も増えてきました。複数の相談相手がいるのは、あなたが成熟した大人である証拠といえるかもしれません。複数の人の考えに触れることで、実際に多くの可能性や選択肢を探していくことができます。主治医の診察にこだわらず、そうした生き方を考えてみるのも手ですね。

Q19 自分が病気であることを友だちに話すかどうか、迷っています。

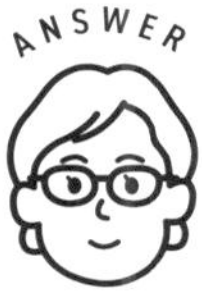

このことで迷っている人はたくさんいます。話してみたら、案外あっさり「そうだったんだね、大変だったんだ」と言ってもらえて嬉しかったという人もいますし、隠していることで何だか距離が生まれているようでつらいという人もいるし、ある友だちに話したことがほかの人に伝わってしまい、うわさになっているように感じて、話さなければよかった……という人もいます。

結局のところ、あなたとあなたの友だちとの関係のなかで、この質問への答えは出てくると思います。その友だちのことが好きだから話してみたい、とあなたが感じるのであれば、それが答えです。こころの病気はあなたにとって大きな事柄なので、大切に扱ってくれる友だちに話したいですね。そういうことをきちんと受け止めてくれるかどうか次第です。

あなたが学校を休んでいた時期があったり、前と様子が違って元気がない時期があったりして、友だちも薄々変化を感じて心配しているけれど、正面切っては聞けない、という場合も少なくないと思います。そんなとき、うわさに尾ひれがついて、世間の偏見のようになっていくのは、あなたにとって一番いやな広がり方でしょう。友だちがなんとなく目をそらすようになった、と訴える人もいます。信頼できる友だちがいたら、率直に事実を伝えることで、あなたを理解し、守ってくれるかもしれません。この本を見せてもいいし、『マンガでわかる！統合失調症』（中村ユキ＝著、日本評論社）といった本もあります。あなたが病気で苦労しながら毎日を精一杯生きていることは、誠実な友だちだったらきっと共感してくれると思います。

Q20

精神科に通院していることで、周りから偏見の目で見られていないか不安です。どうしたらその心配から解放されますか。

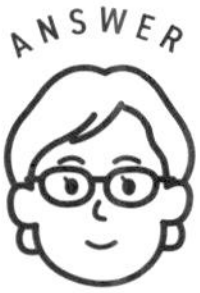

Q19（↓59頁）でも、うわさになっているようでつらいという話が出てきました。親族や近所の人、学校や職場の仲間関係、街中で出会う人や通りすがりの人など、あなたはどういう人の目が気になりますか。

親族や近所の人のなかでも、とくに年配の人は「うちの家系にはこころの病気の人はいないはず」という偏見をもっていたりして、難しいことがあります。あなたの家族はそのあたりの状況はよくわかっているでしょうから、親戚やご近所さんとの付き合いについては、家族の意見をよく聞いてみることが大事です。ただ家族も、いろいろ憶測されたくないと感じて、内緒にしておこうという考えの人が多いように感じます。そこは少し残念で、率直な事実が偏見を変えていくこともあると思っています。

結婚式や法事といった親族の集まりがつらいという人は多いです。「今、子どもさんは何をしているの？」と聞かれたりするのも苦痛の種になります。私が所属していたデイケアでも、お正月の前には、集まった親族からの質問をどうやってうまく切り抜けるかが、SSTの定番のテーマになっていました。挨拶など、最低限の礼儀は守るけれど、後は静かにしているという人もいます。

ただ、あなたが回復していくなかで、親族問題は解決していくことも多いです。ある人は、「お給料がもらえるようになったので、甥や姪にお年玉をあげるのが楽しみ」と言っています。イライラして家族と大声でけんかしてしまうので、お隣さんの目が気になる、という話も聞きます。ご近所同士、知らないふりでお互い触れないままお付き合いしているということも、けっこうあるのではないでしょうか。そのうち時が解決してけんかなんてしなくて済むようになるまで、近所の人に挨拶だけはする、という手もありますね。

友だちとの付き合いについては、Q19（→59頁）で書きました。

世間の目については、マスコミやインターネットなどにこころの病気についてのさまざまな情報があふれていますから、あなたも目にしていると思います。いわゆる偏見もたくさんあるけれど、勇気のある人たちの率直な声や、回復していった人たちの生の声を聴くことができるサイトもあります。講演会やテレビなどでも、統合失調症の人が、そのことを隠さずに堂々と出演する時代になりました。ぜひよい情報、元気になれる情報をたくさん見て、古臭い偏見や悪意のある情報は隅に押しやってください。

人の目が気になるかどうかは、「内なる偏見」（世間にある偏見を、自分自身がこころのなかにもっていること）によって、大きく左右されます。あなた自身は統合失調症についてどう考えていますか？　世間の人はどう考えていると思いますか？　こうしたことを専門家や仲間と話し合って、内なる偏見に気づき、それを変えていってほしいです。ずいぶん楽になりますよ。そのためには、あなたが回復していくことがまずはベースとしてあると、よりよいと思います。

　ある人は、「会社に出す診断書には、絶対に『統合失調症』と書かないでください。かげでどんなうわさをされるか、今まで見聞きしてきましたから」と話してくれました。悲しいけれど、事実です。生産的な人、お金を稼げる人、能力のある人に価値があるという世界、つまり勝ち組と負け組がはっきりある世界のなかでは、そうしたことが起こっています。でもそこは、こころの病気の人だけではなく、小さな子どもを抱えたお母さんや、身体の病気をもっている人、体力のない人、何らかのハンディのある人にとって住みにくく、つらい世界だと思います。会社は営利目的の組織だから仕方がないし、給料をもらうために割り切るとしても、あなたがふだん生活している世界のなかでは、それとは違う価値観——ハンディをもっている人も、いろいろな個性のある人もそれぞれが、それなりの生き方ができる——が共有できるようであってほしいです。

Q21 統合失調症という病気は治りますか。

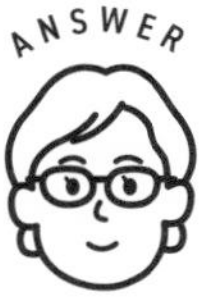

私が一番残念に思っているのは、「人類がまだ統合失調症を克服できていない」ということです。脳のネットワークはとても複雑で、世界の人口をはるかに超える数の細胞が脳のなかで活動しています。そのため、脳の不調をうまく修正する技術をまだ私たちはもっていません。精神医学、そして脳の研究はどんどん進んでいますから、それほど遠くない未来に、よい治療法が出現することに期待したいです。ただ、それは数年先とか、そんなに近い未来ではなさそうです。

実は、私は疲れたりストレスがあると、背中と肩が痛くなり、横になって休んだりしています。座って仕事をすることが多いので、職業病かもしれません。つらいのをなんとかしたいけれど、整形外科や神経内科で診てもらっても、「とくに異常はない」そうです。

それで、毎日二回ストレッチ体操をしたり、時々アスレチックジムに出かけたりして、肩や背中によいという運動をしています。湿布薬を使ったりもします。多少よくなってはいますが、「治ってはいない」です。痛みはとてもつらいので、早く治ってほしい、明日になったら治っていないだろうか、と期待しては、がっかりすることの繰り返しです。いつまでもよくならないのだろうか、という不安もあります。よくならない病気と付き合っていくのは大変です。やはり、希望と見通しと、わかってくれる仲間が必要です。幸い私にも、心配していろいろ対処法を提案してくれる家族や友人がいて、助かっています。その支えがあるから、なんとか我慢して生活できているように思います。

今まで数多くの研究で、統合失調症と診断された人が、その後どう改善していくかが調べられています。研究によって数値にかなり幅があるのですが（たとえば入院を経験した人の調査と、地域で生活している人の調査では、当然後者のほうが成績がよくなります）、二割程度の人は薬を飲まないで元気に社会生活できるようになったことがわかっています。こういう人たちがどんな強みをもっているのか知りたいところですが、医療から離れてしまうことが多いために、実はあまり研究されていません。どうして回復するのか、今後の研究に期待したいです。

普段は元気だけれど、何かこころを揺さぶられるような出来事で再発するパターンの人、症状が少し残っていて生活のしづらさがあるために、医療や福祉のサポートを受けつつ社会生活を送っている人などもいます。専門家として痛切に力が足りないと感じるのは、一部の統合失調症の人では、薬物療法を行っても重い症状や生活のしづらさが残り、日常生活全般にサポートが必要になることです。

一口に統合失調症と言っても、その治る程度はこのように幅があり、一概には言えません。病気が始まって最初の数年で徐々に経過が定まってくるのですが、一〇年たって思いがけずよくなる人もいて、予測は難しいです。古い教科書などでは、統合失調症は「病状が進行して社会生活が困難になる病気」と記載されていますが、そうではない人もたくさんいることを知っておいてください。どこまで改善するのか、先々のことは経験を積んだ精神科医でもなかなか予測できませんが、だからこそ可能性を信じて、回復を目指して進んでいくことが大切です。希望の存在はとても大きなものです。そしてそれは、信頼できる支援者や仲間、温かい家族によって生み出されます。

幸い統合失調症では、症状を軽くするよい薬や、生活をしやすくするリハビリテーション、こころの負担を減らす心理社会的治療が開発されており、あなたも利用することができます。きちんとエビデンスのある方法もいろいろあり、どれくらいの人が、どれくらいよくなるか、というとりあえずの見通しもわかります。そして、元気に活躍している先輩の存在や、あなたの苦闘をわかってくれる家族や仲間がきっとそばにいます。どうかあきらめないで、自分の生き方を見つけていってほしいと願います。

家族からのQ&A

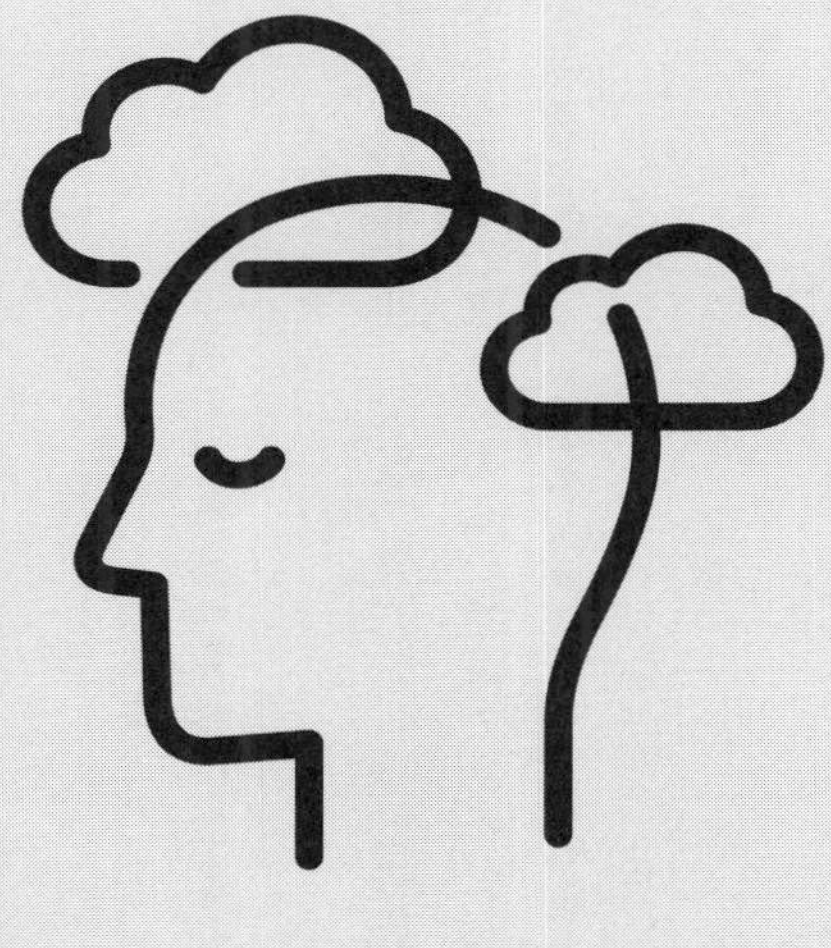

Q22 子どもが学校にも行かず閉じこもっています。前と様子が違うので診察に行こうと言っても、「自分は病気ではない」と怒って受けつけません。

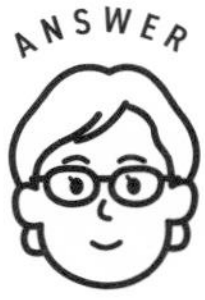

家族としては心配ですね。私も二人の子どもがいますので、気持ちが痛いほどわかります。

学校でつらいことがあったのでしょうか。担任の先生、学校の友だち、保健の先生などに事情を聞いて、本人の置かれていた状況がつかめるとよいですが。つらい状況であるほど、本人はこころのなかに閉じこもってしまって、自分からは話さないことが多いです。いじめなども、話したら自分が余計ダメな人間に感じられると思っていたり、自分が悪いと思い込んでいたり、親が心配することがわかるからこそ話せないということもあります。

何が本人を追い詰めているのか、少しでも情報があれば、それをとっかかりにして話してみることができるかもしれません。「大変だったね」「気がつかなくてごめんね」といったところからが始まりだと思います。好きなご飯、好きなテレビを一緒に楽しみながら、「気分はどう?」などとそっと話しかけてみてはどうでしょう。外出は難しいと思いますが、人目が気にならない夜などに一緒に外を散歩したりすると、気分が軽くなって、話がしやすくなるかもしれません。

統合失調症の始まりである場合には、周りにじっと監視されているような感じや周囲が変わってしまうという不気味な恐怖感で混乱していたり、耳元でささやく声が聞こえたり、とにかく本人にとって未曽有の出来事が起こっています。この時点で自分から精神科を受診できる人も最近増えてきていますが、周りとかかわらなくなる人もいます。外から見ると表情がなくなって硬い顔つきだったり、話しかけてもまともな返事がなかったりします。部屋にこもって出てこなくなるかもしれません。そんなときは、診察を性急に勧めてはいけません。本人も、「何かおかしい」「自分がダメになっている」と追い詰められているなかで、外からの刺激にこころを閉ざして身を守っているのだと思います。そうしたとき、「こころの病気」「病院」「治療」といった言葉は、本人が触れないようにしている苦しい現実に直面させてしまうかもしれません。

まずは、よく眠れない、体調がおかしい、誰かに見られている感じがするといった、自分に起こっている変化を話してもらえたら、と思います。その苦しさを受け止めつつ、「もう少し楽になると思うので、相談してみようよ」と、ゆっくり話しかけていきます。温かい飲み物、おいしい食事、お気に入りのゲームなども、周りがつながっていこうとするときの助けになるかもしれませんね。

なお、いじめなどのストレスから調子が悪いことと、統合失調症の始まりは、どちらかだけということではなく、両方一緒に起こってくることもあります。

こころの病気、ことに統合失調症の病名は、今の世の中ではまだ偏見が付きまとう「いやなラベル」です。本人は、人生の落後者だと烙印を押されるくらいに感じているかもしれません。だから、「おかしいよ、病気だよ」「病気なんかじゃないよ」という押し問答は余計に本人を追い詰めてしまいます。

家族がスクールカウンセラーやクリニックなどに相談に訪れて、まずは専門家に心配をよく聞いてもらうことをお勧めします（家族だけの相談を受け入れているところと受け入れていないところがありますので、確認が必要です）。専門家が家族からの情報で見立てをし、周りがどう動いていくか相談に乗ってくれることで、家族の気持ちはだいぶ楽になると思います。また、家族が安心して相談に行き、その様子をさりげなく話すことで、本人も安心してついてきてくれることがあります。「ちょっと太った、優しい感じの男の先生だよ」などと情報を伝えるとよいかも。機会があれば、クリニックのパンフレットなどで、明るい雰囲気で気楽に読めそうなものを手渡すこともできるでしょう。

それから、周囲が焦らないことはとても大切です。周りがじりじりしていたら、本人にもそれは伝わってしまいます。そのためにも、両親が協力し合うことが大事になってきます。普段は、父親としての役割と、母親としての役割は違っていることが多いでしょうし、子どもについての考え方も異なっていて、危機のときにその開きが大きくなり、家族でまとまらなくなることがあります。Q32（↓95頁）でくわしく書きますが、お互いの気持ちをまずはよく聞いて、その立場を理解すると、連携の仕方や役割分担が見えてきます。また、専門家に入ってもらうと、家族の連携がうまくいくことがよくあります。いずれにしても、家族の分裂を本人の前でさらけ出して混乱させないために、家族同士のコミュニケーションが大切です。「もう新学期だ」などと心配は尽きないと思いますが、専門家と連携しつつ、じっくり取り組みましょう。

本人が受診して初めて、どのようなこころの病気なのかがわかってきます。なかなかこころのうちを話してもらえないこともあるので、主治医は時間をかけて本人とつながりながら、診断を進めていくと思います。家族が見ている普段の様子や学校からの情報も、診断するうえでは有用です。

どこを受診すればよいかですが、「精神科」という名称に抵抗感をもつ人が多いために、「心療内科」「こころのクリニック」などとしているところも多いので、「〇〇科」という名称だけでは判断できません。最近はインターネットを見て来院する人が多いので、どこの病院でもきれいなホームページを作るようになりました。しかしそれよりも、家族会での評判、地元の保健師の意見など、口コミのほうが確かです。スクールカウンセラーなど、信頼できる人からの紹介は一番信用できます。家族のみでも受診でき、その後の対応について相談に乗ってくれるところは、受診できない人の実情をわかって対応してくれると思います。

Q23 一度、精神科を受診しましたが、「診断が違う」「あんなところに行くと自分の人生はダメになる」と言って、その後行こうとしません。

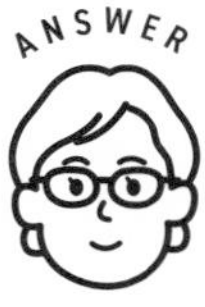

きっと精神科で不快な体験をしたのでしょうね。Q02（↓13頁）を読んでいただくと、本人がどんな思いをもったのか、推測できるかもしれません。

人生のつまずきから起こってくる、不気味だったり不安をあおるような体験は、本人にとってリアルな真実の体験です。それは、それまで生きてきた苦しい経験からつながっています。それを短い問診だけで統合失調症だと言われ、薬を飲むように言われるのは、きっと本人にとって心外なことでしょう。

また、内なる偏見（社会の価値観がこころのなかに取り入れられて、その人自身の偏見となっていること）があり、こころの病気になる人は弱者で、人生の負け組だと思っている人にとっては、病院でこころの病気と診断されることは、耐えがたい出来事になります。Q01（↓10頁）を参照いただくと、本人の悔しさやつらさが見えてくると思います。

それから、出された薬を飲むのが怖い、飲んでみたら不快な体験をしてもう飲みたくない、という場合もあります。統合失調症の治療薬は一人ひとり相性があるので、普通はごく少量から飲んでもらい、本人が副作用などをなるべく体験しないように、ゆっくり増量します。しかし、なかには体質的にとても過敏で、少量でも副作用が出てしまう人がいるので、本人の体感したことをよく聞いて尊重する必要があります。また、薬そのものへの恐怖感があって、何か自分を変えられてしまうのではないかと感じていることもあります。脳に作用するということが怖いと感じる人もいます。

薬は症状を和らげて、安眠できるようになったり、不安が減ったりするものなので、普通は本人にとってメリットが大きいはずですが、薬を飲むことに抵抗がある場合には、私の場合、最初は診察だけにして、時間をかけて服薬への気持ちを確かめていきます。「飲まされる」のではなくて、「自分で飲んでみる」ですね。周囲はどうしても早く薬を飲ませたい、早くよくなってほしいと思いがちですが、そこは主治医とも協力して、ゆっくり本人の気持ちを待つほうがよいこともあります。

ただし激しい症状があって、本人が大混乱している場合は別で、急いで医療に結びつける必要があります。このあたりは、家族が一番苦労されるところです。本人を守るために、手段を問わずとにかく医療を受けさせることは、結果的に本人にとっても家族にとってもトラウマになりかねないので、悩ましいです。「とにかく病院はいやだ」という思いにもつながりやすいです。前もって病院や保健所などと相談しておき、いざというときに信頼できる医療機関につなぐことができるとよいのですが……現実にはなかなか難しいかもしれません。

一度、病院や精神科がいやだとなってしまうと、簡単には変わらないことが多いです。病気であるという事実を認めないようにして、自分なりに生きていこうとし始めているからです。「こころの病気になることやこころの薬を飲むのは負け組になるということ、自分は仕事をして勝ち組になるべきなんだ」とこころの底で思っている。そうはいってもなかなか勝ち組にはなれなくて苦労するわけですが、この軌道修正はなかなか難しいものです。「病院に行こう」「いやだ」と言い争うのは、多くの場合、不毛です。

実際に、時々妄想が出てくるけれど、普段は勉強したりできるので、通院しないまま人生を送ることになる人も一部にはいます。家族はハラハラすると思いますが、そうした「勝ち組」を目指す生き方を本人が選んでしまったのでしょうね。残念ながらもう少し病状が重くて、現実に暮らしていくのに支障をきたす幻覚や妄想がある場合には、周囲とトラブルがあって、やむなく強制入院になることもあります。こういう場合の家族の心労は並大抵ではありません。どうしたらよいか、Q26（→79頁）でお伝えしています。

私の経験では、家族が相談に来ているうちに、ひょっこり本人も受診してくれた例があります。病気の話、薬の話は後にして、今どんなことがしたいのか、困っていることは何かについて相談するところから始めます。ご夫婦で、夫の妄想について長年言い争った末に、とうとう「医師に話を聞いてみよう」ということになってお二人で受診された例もありました。ご主人がどんな妄想で困っているかをよく聞いたことで、奥さまも、夫がずいぶんつらい思いをしていることがわかりました。それから奥さまがどんなに心配しているかをよく聞いて、ご主人は妻がこころを痛めてくれていたことに気づきました。お互いに気持ちを分かり合えて、自然に通院や服薬が始まりました。

周囲は妄想と言うけれど、本人は、別れた妻とのいろいろな出来事（本人のこころのなかでの出来事がほとんどなので、周りの人は妄想と言うかもしれない）を聞いてほしい、ということもありました。いやがらせのために仕事がうまくいかないことをわかってほしい、と訴えた方もいます。やはり、最初から病名や、薬の話ではないと感じます。

Q24 インターネットで調べると、こころの病気についていろんな情報が出てきます。どの情報を信用したらよいのでしょうか。

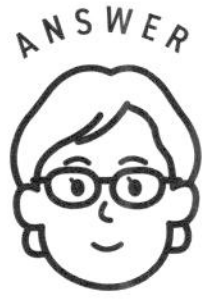

統合失調症に限らず、こころの病気についての情報はインターネット上にあふれています。よい病院探しからしてネットで行う人が多い世の中ですが、いいかげんな情報がたくさん混じっているので心配です。

私も以前、試しに「統合失調症」で検索してみたら、最初にヒットしたのは「薬を飲まないでも治る方法」のサイトでした。きちんとした説明は書かれていないのですが、どこかの島で集中治療するのだそうで、きっと高い治療費を請求されます。そんな治療法の効果は、医学的にまったく証明されていません。また、素敵なホームページをもっている病院がよい医療を提供しているとは限りませんので、ご用心。ホームページにお金をかけると患者さんが増えるので、お金儲けに熱心なところほどきれいなホームページをもっていたりします。

通いやすい近くの医療機関を探すのであれば、身近な専門家の情報、家族会の情報、実際に通っている患者さんの情報など、口コミが参考になります。もちろん個人の評価なので、人それぞれ好き嫌いがありますが、みんなのよい評判はあてになると思います。

マスコミは新しいもの好きですので、最先端の医療や、日本でも指折りのよい医療を提供している機関を紹介してくれますが、そういうところは遠方であったり、患者さんが押し寄せて予約が取れなかったり、そもそもまだ実験段階なので普通の保険診療では治療を受けられないこともあります。「将来はあんな治療も受けられるかもしれないね」くらいに考えておくのが現実的です。

書店で買える本に書かれている情報は、参考になります。今は一般の方でも、ネットで注文すれば日本中どこでも手に入りますので便利です。わかりやすい本で勉強しておくと★、よい医療であるかどうか見る目が養われます。

★よい本はいろいろありますが、福田正人『もう少し知りたい統合失調症の薬と脳〈第2版〉』(日本評論社)、村井俊哉『統合失調症』(岩波新書)などをお勧めします。

Q25 診察には行っているけれど、薬は飲んでいないようです。どうしたらよいでしょうか。

ANSWER

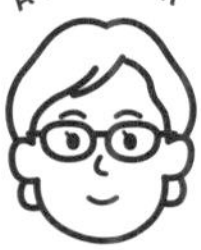

統合失調症は思春期や青年期に始まることが多い病気です。ちょうど親から離れて自分なりの人生を歩み始める頃なので、「出立の病」といわれていた時代もありました。

自分なりに生きたい、既存の枠に縛られたくない、ましてこころの病気なんて受け入れられない、という気持ちは、みんなこころの底にもっています。病院に行って薬をもらってほっとしたり、仲間ができて気持ちが楽になることがあっても、やはり全面的にそれで納得できるわけではなく、こころのなかに葛藤や、「なんで自分だけがこんな理不尽な仕打ちを受けるんだ」という不満を抱えていたりします。病院から離れるのはやはり心配だけれども、全面的に肯定できないという本人なりの抵抗が、薬を飲まないという行動となって表れているのかもしれません。

症状もだいぶよくなったし、そろそろ薬はいらないのでは、と本人が考えているのに、主治医からは当分飲むよう言われ（場合によっては一生飲むように言われてしまうことも）、そんなはずない、自分なりにチャレンジしたいと思って、こっそりやめているということもあります。服薬をめぐる問題については、Q03（→16頁）やQ04（→21頁）でくわしく書いたので、参考にしてください。

いずれにしても、本人が薬物療法についてきちんと理解していないこともあるけれど、心理的な抵抗で薬を飲んでいないこともあります。インターネットなどの誤った情報で、薬を飲みたがらないこともあります。そうした本人の気持ちに思いを巡らせてみると、薬を飲まないという行動に対しても、「何を考えているのかわからない」ではなくて、もっと寄り添った見方ができるかもしれません。家族会などでも、薬を飲まないという話はよく出てきますので、参考になる話をほかの家族から聞くことができると思います。

主治医やデイケアのスタッフ、外来のソーシャルワーカーや訪問看護師などで、本人が信頼している人はいますか？　家族の心配を相談できるとよいですね。「薬を飲まないのでなんとかしてください」ではなくて、「本人の相談に乗っていただけますか」と相談しましょう（薬を飲む主体は、あくまで本人です）。薬のことだけでなく、医療やこころの病気についても、よく話を聞いてもらえるとよいなと思います。主治医が短兵急に、「お母さんから聞いたけれど、薬を飲んでいないんだって。それじゃあよくならないよ」と本人を叱ってしまったら台無しです。そうならないように、家族の考えを尊重して対応してくれる専門家に相談してください。

Q26 入院して病状が落ち着いても、退院するとすぐ薬をやめてしまうことの繰り返しで困っています。

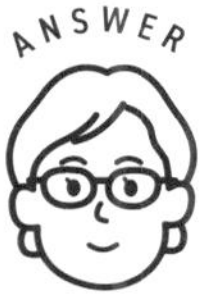

本人が病気であることに納得できておらず、強制入院を繰り返すような場合に、こうしたことは時々起こります。強制入院は、本人や周囲を守るための最後の切り札で、なるべく使いたくないけれど、どうしてもやむを得ないときがあります。本人もきついけれど、家族も身を引き裂かれるようなつらさだと思います。隔離や拘束を受けているわが子を見て涙した経験を多くの家族がしています。家族会の仲間はそういう経験をもっている人が多いので、ぜひ話を聞いてもらってください。家族にも癒しが必要です。

病院ではしばしば、隔離や拘束について、「本人の身を守るために必要」「治療するうえでやむを得ない」「法律を守って実施している」などと説明します。もちろんその通りでしょうが、家族をいたわる言葉、本人の苦痛に共感する言葉もほしいところです。

納得しないまま入院になると、病院は別世界で、薬を飲むことは当たり前、治療に従うことも当たり前で、従わないで抵抗すればなかなか退院させてもらえません。そのなかで、温かいスタッフと出会って気持ちがほぐれてきたり、話をよく聞いてくれる専門家に囲まれて安心して病状がよくなったり、規則的に服薬することで病状がよくなったりする人はたくさんいます。そういうよい体験を病院でできるのであれば、その後の治療ももっとスムーズになるはずです。しかし、病院の医療者中心の構造になじめなかったり、強制入院のトラウマを引きずったりして、納得できないまま退院となることもあります。それで、退院後に通院や服薬をやめてしまうわけですね。

病院のなかでよくなって、スタッフに信頼感をもてても、一度自分の世界に戻ると、自分で治療や薬のことを決めたいと考える人もいます。これは確信犯タイプですね。こうした人たちに無理強いしてもうまくいきません。本人の生き方、やりたいことが尊重されるなかで、うまく医療に頼ったほうが目標を達成しやすくなると思ってもらえるとよいのですが。

薬が本人にぴったり合っておらず、飲んでも薬に助けられている感じがなかったり、むしろだるさなどの副作用がつらいということはないですか？　よい薬に出会うためには、本人と治療者が相互に協力して、時間をかけて作業していくことが必要になります。くわしくは、Q05（→23頁）を参照してください。合う薬が見つかると、飲んでいる感覚はあまりないけれど、好調な状態が維持できる、今までの不快感がないなどという声を聞きます。

病院との相性はどうですか？　残念なことに、地域によっては通える病院が限られていて、入院先を選べる状態ではないこともあると思います。都市部では複数の病院を選択できることが多いので、家族会での口コミなど、実際に病院のことを知っている人に話を聞くとよいかもしれません。医師だけでなく、看護師、作業療法士、心理士など、いろいろな専門家が活躍しており、それぞれが主体的に家族とかかわってくれるところは、よい病院だと思います。

主治医との相性はどうですか？　投薬は医師の専権事項ですので、薬物療法についての意見が合わないということになれば、転医も選択肢になってきます。自分に合う主治医に巡り会うまで何回か医師を変えた経験をしている人は多いです。いろいろなことを薬で解決しようとして、何種類も薬を使ったりするような場合、薬が多いことでなんとなく気持ちも安心、ということはあるかもしれませんが、やはり副作用が心配です。米国では、一生の間に飲む薬の量によっては、脳に影響が出るという研究も発表されています。

先ほども書きましたが、生活の心配、こころの悩み、人生の選択など、いろいろな問題について、医師を含めた多職種の専門家が対応してくれる病院では、何が何でも薬、ということではなくなります。スタッフが家庭を訪問していろいろ話をすることから治療とのつながりを再開することを試みたり、まずは家族のための勉強会に誘ったり、本人が興味のある活動（たとえばゲームやスポーツ）への参加を受け入れたりしてくれる病院もあります。そうしたなかで、本人が薬についての勉強会に誘われたり、仲間から薬についての考えを聞かせてもらえたりします。注射製剤が合う人もいますので、本人がいやでなければ試してみることもできると思います。そうなると、飲み忘れをぐっと減らすことができ、再発を防止しやすいことが研究でわかっています。

Q27 とても優しい、いい子だったのに、どうして病気になったのか。そのことを考えると、いつも涙が出てしまいます。

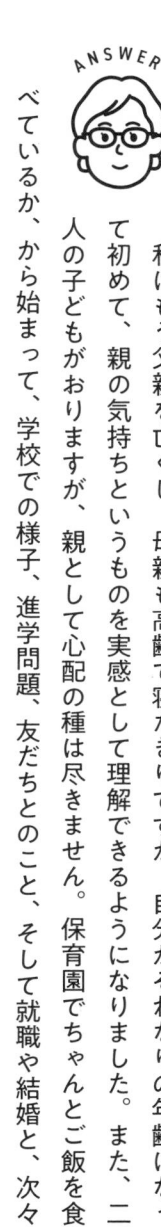

私はもう父親を亡くし、母親も高齢で寝たきりですが、自分がそれなりの年齢になって初めて、親の気持ちというものを実感として理解できるようになりました。また、二人の子どもがおりますが、親として心配の種は尽きません。保育園でちゃんとご飯を食べているか、から始まって、学校での様子、進学問題、友だちとのこと、そして就職や結婚と、次々と心配の種が出てきました。「這えば立て、立てば歩めの親心」とはよく言ったものですね。なかなかよくならない病状や、前のような明るさや元気がなくなっている様子、絶望的になっている本人を見ていたら、親としてはいてもたってもいられなくなると思います。

一方で、ひきこもりの経験が長かった人や、グループホームで生活している人からは、そうした親の心配がとてもプレッシャーで、かえって重しに感じてしまっていた、という話を時々聞きます。思い切って親から離れて生活し、そこで自分自身の人生に向き合えるようになったという話も聞きます。家族の心配が大きなものであるからこそ、そこから目をそらしたい、苦しいのでそっとしておいてほしいということになるのです。

親心は本能だから仕方がないけれど、それが本人の重しにならないようにするためには、家族心理教育プログラムがお勧めです。病院、クリニック、デイケア、家族会などで、しっかりした再発防止のエビデンスのある家族心理教育プログラムを行っているところが増えてきました。回数や時間などは多少違いがありますが、扱う内容としては、統合失調症とはどういう病気かについての正確な情報、親の不安や負担感への対処、本人との上手なコミュニケーションの取り方、家族のなかで困っていること（たとえばお小遣いをたくさん欲しがる、など）を解決する工夫、などが共通しています。家族同士の助け合いからは、安心感や自信が生まれていきます。仕事をもっている人でも参加しやすいように、土曜日や平日の夜に実施するところもあります。一シリーズ八回などと内容が決まっていますので、なるべく都合をつけて参加されることをお勧めします。

ＰＴＡと同じでお母さんの参加者がほとんどですが、なかには夫婦で来られる方もいて、みんなにうらやましがられます。父親の役割、母親の役割、きょうだいの役割はそれぞれ違うと思いますが、そのなかで連携して一緒にやっていけることが、家族に安心感や安全感をもたらします。ぜひお父さんやごきょうだいにも参加してほしいです。家族心理教育プログラムを通して、少しずつではありますが、親の喪失感や悲しみに折り合いがつけられるようになり、家庭内のコミュニケーションが自然にストレスの小さなものになります。そうなると、子どもが感じるプレッシャーが変わってくるだろうと思います。

家族心理教育プログラムは、月二回で半年間など、期間を決めて行うものですが、統合失調症との付き合いは年単位です。プログラムを卒業して付き合い方のコツを学んでも、難題は出てくるし、悩みがなくなるわけではありません。病院や地域の家族会では、家族同士の情報交換、講師を招いての勉強会、気持ちの分かち合いなどを行っていますので、可能であれば参加をお勧めします。同じプログラムに参加した家族同士、同窓会のようにして行き来している例もありますが、やはり組織がしっかりある家族会はより安定しており、継続性もあると思います。運営に積極的に参画してほかの家族の役に立つことで、親自身の回復につながっていくこともあります。

そして、家族自身が回復していくことが一番大切です。仲間と気兼ねなく心配ごとを話しているうちに意気投合して一緒に温泉旅行に出かけた、自分の趣味を楽しめるようになった、などという話をよく聞きます。家族にもそれぞれの人生があります。誰かが病気になったとき、家族で力を合わせて助け合うことは素晴らしいですが、それが何年も続くとみんな疲れてきます。北欧での調査でも、ほかの慢性の身体の病気と比べて、こころの病気の患者を抱えている家族は、不眠や不安症などに陥る割合が高いことがわかっています。家族が自分の時間をもって楽しむこと、堂々と温泉旅行に行ったりすること、自分の健康を大切にすることは、ほかの家族にもよい影響がありますし、何よりも本人の重しが軽くなるだろうと思います。

Q28 主治医に家族の話も聞いてもらいたいと思いますが、どうしたらよいでしょうか。

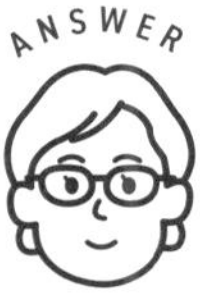

ご家族としては、どんな話を主治医に伝えたいと思っていますか？　よく聞くのは、「本人は先生の前ではいいことしか言わない、家での本当の様子を知ってほしい」「薬を飲んでいないのに、先生には話していない」など、一緒に暮らしている家族だけが知っている情報を伝えたいということです。

私は、診察では本人の話をまずは大切にしたいと考えていますので、本人の言うことと家族の言うことが食い違っていたとしても、両方の立場を尊重します。そもそもいつも家族が同席していると、本人の自立や回復につながる話がしにくいことがありますので、基本は本人と二人で話をします。そうした方針の医師は多数派かもしれません。だからこそ、本人の信頼を勝ち取れるのです。ですから、あらかじめ主治医に、家族との時間をもってもらうためにはどうすればよいか、方針を尋ねて相談してください。

ソーシャルワーカーなどほかの専門職が家族の話をうかがって、主治医と連携するシステムの外来もあります。私たち専門職は、本人も家族も大事ですので、両方の立場のお話をしっかり聞き、どうして食い違ってくるのか、どうしたら家族全体のコミュニケーションがよくなるのか、考えていきます。家族だけの話をもとに、本人にいきなり「家で大声を出しているそうだけど」とぶつけたりすると、本人の立場がなくなってしまいます。全員が一緒の場で、双方の言い分をしっかり聞くなかで、折り合いをつけていくやり方がうまくいくことが多いです。

最近では、医師以外の専門職が活躍する医療機関が増えてきました。医師の外来はどうしても時間が限られますので、そうした専門職に相談するのも現実的な方法です。専門職はチームを組んで情報交換していますので、主治医も含めたチームとしてできることを考えていくことになります。

家族の悲しみや不安、先の見えない苦しさをしっかり聞いてほしいと感じていますか？　そういうご希望の場合には、主治医に個別に相談の時間をとってもらえるか、聞いてみる必要があります。お話をしっかり聞くためには時間が必要ですので、通常の外来の枠組みでは難しい場合がほとんどです。これも、ほかの専門職が対応するシステムになっているところもありますね。また、Q27（→82頁）で述べた家族心理教育プログラムや家族会を利用するのも、現実的な方法です。仲間の家族のなかで、一番大きな癒しが得られるかもしれません。

一人暮らしを始める、進学や就職など節目のときに、家族の考えも聞いてほしいと希望されていますか？　私はそういう場合には、通常の外来のなかで長めに時間をとって（一時間～一時間半）、本人、家族、専門職チームが一堂に会して、どの方向で進んでいくか話し合うことにしています。みなで可能性のある方法を出し合い、それぞれの方法のメリットやデメリットや実行可能性をよく検討し、各自が自分の意見をしっかり話したうえで、最後に本人にどうしたいか決めてもらいます。しっかり話し合いをすると、みなの納得できる結論を本人が出すことを何度も経験しています。

Q29 親のせいで病気になった、人生が台無しになったのは親のせいだといつも責められ、つらいです。

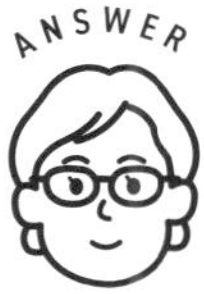

これは親の一番の泣きどころをついてくる攻め方ですね。たいていの親は負けてしまい、自分を責めたり、本人の味方になろうとします。とくに母親はそうで、そのために父親が「甘やかしすぎだ」と批判して揉めたりします。

本人がひきこもっていたり、そうでなくとも自分の殻のなかでものごとを見ているようなとき、かかわりがあるのは家族だけになって、ちょっとした物言いや行動が気になり、イライラしてしまうことはよくあります。そして、「こんなにイライラさせられるのだから、こうなったのは親のせい」となります。もちろん、虐待がしばしばマスコミをにぎわせる昨今ですし、実際に親の育て方に問題がある場合もあるとは思いますが、統合失調症の発症については、家族のかかわり方が原因ではないということははっきりしています。

再発などその後の経過については、家族だけでなく身近でケアする人たちがどうかかわるかが影響しており、批判したり干渉しすぎたりすると、再発しやすくなるというエビデンスがあります。ケアする人たちの負担が大きいため、批判的になったりしやすくなるのですが、上手なかかわり方を学習することが有用です。そのために作られたのが家族心理教育プログラムです。

お互いに煮詰まってしまって、相手の言動がいちいち気にさわり、関係がギスギスしている場合、本人も家族も苦しいし、何よりも本人にとっては「家族が問題」ということになって、自分自身が向き合うべき課題が見えなくなります。つまり、本人の成長が阻害されてしまうわけです。そんなとき、一番のお勧めは一人暮らしです。どう一人暮らしするかについては、Q16（→53頁）にくわしく書いています。

子どもの気持ちに寄り添って優しい親は、子どもと関係がよく、本人はいつまでも親もとで生活して、なかなか一人暮らしできないことが多いものです。それに対して、子どもに批判的な親の場合には、子どもが実家を飛び出して自立していくことがよくみられます。グループホームで暮らしている人の多くは、「親から離れてよかった」と言います。もちろんもっと大人になると、親への気持ちはより多面的で成熟したものになるのですが。

誤解されないように急いで付け加えますが、本人の病状が悪く混乱していたり、自分のケアが難しいときには、やはり家族のサポートが必要です。また、たとえば仕事にチャレンジするなど、本人が大きな課題に取り組んでいるときには、一人暮らしの課題は先延ばししたほうがよいです。いつも厳しく自立を促していたら、負担が大きすぎてうまく回復に向かわないことも起こり得ます。サポートと自立を促すことのさじ加減については、ほかの家族の知恵や、専門家の経験をぜひ参考にしてください。

「親のせいだ」と言われたら、「本人はきっとつらいからそう言っているんだ」と思って、いったんは言い分を受け止めてください。しかし、巻き込まれて、家族まで「親のせい」という考え方にならないようにしましょう。そのためにも、親が相談できる人や、親自身の癒しの時間が必要ですね。親としては、グサッとくる一言なので、受け止め方を家族ＳＳＴで練習するとよいかも。また、ほかの家族のことは客観的に見えるので、先輩家族からのアドバイスはとても役立ちます。

そうした経験を積むと、今度はほかの家族に「うちでもおんなじこと言われたのよね」とアドバイスできるようになります。ちょっと距離を置いて眺める、違う見方をする、笑い合えるような仲間をもつなど、とにかく巻き込まれないように工夫することが大切です。

Q30 「悪口を言われた」「いやがらせされた」などと事実ではないことをよく言っています。どう対応したらよいでしょうか。

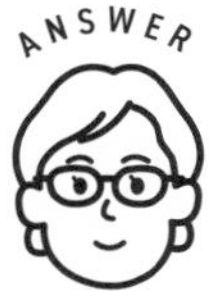

私の今までの経験では、「現実が本人にとって不本意なものであるほど、妄想はふくらむ」ものです。今でも思い出すのは、ある有名大学に入学した後、統合失調症になり、以来二〇年も入院していた男性です。アルバイト先の病院でお見かけしたのですが、ベッドの周りに、実験だと言ってたくさんの空き瓶を並べ、ノーベル賞が発表される時期になると、自分に知らせがくるに違いない、と周りに話していました。ところがその時期が過ぎると、また元通りベッドにもぐりこんで、何ごともなかったように生活しています。彼にとって妄想は、人生の空白を埋めるものなのだろうと感じました。

本物の人生がより豊かに、より本人の満足できるものになっていくことが、私たち専門家のするべき支援だと思います。二〇年も入院することになった背景にはいろいろな歴史があったのでしょうが、日本で過去に行われていた医療の質の問題が大きいと思います（Q40→113頁）。

ある家族会で、両親が「うちの娘は三〇代半ばで独身だが、外出するたびに、自分の子どものためにと言って子ども用品を買い込んでくるので、ロッカーにそうした品物があふれている。よその赤ちゃんを見ると、本当は自分の子どもだと言うので、何かしないかとハラハラさせられる」と相談されていました。ほかのお母さんたちはすぐに、「娘さん、本当は結婚して子どもが欲しいんだよね」「あんな可愛い子がいたら楽しいね、と声をかけてあげたらどうかしら」「彼氏が見つかるかもしれないから、仲間の集まりに行ってみることを勧めたらどうなんだろうね」などと、素晴らしい対応をされました。妄想は、本人が回復していきたい方向を見せてくれているようにも思います。もちろん、現実的に夢をかなえる行動をとることに障害があるのが統合失調症の特徴ですので（生きづらさの理由のひとつですね）、周りが手助けしてあの手この手で試行錯誤しないといけないし、一筋縄ではいかないですが。

幻聴や妄想は、その人の脳が周りと反応しつつ生み出してくるものなので、本人の気持ちや思いを反映していることがあります。それを、自分の思いや感情だとは認識できないところが、統合失調症の障害です。「べてるの家」の人たちは、「幻聴さん」などと名前をつけて、あたかも別の人格であるかのように、幻聴や妄想と仲良くし、よく相手を知ろうとします。これは「外在化」という技法で、専門家の治療技術のひとつでもあります。幻聴さんのことをよく知り、うまく付き合えるようになり、どういうときにどんなふうにいやがらせしてくるのかがわかると、上手にお引き取りいただけるようになったりします。「病気の症状」ではなくて、「普通の生活の苦労」にだんだん近づいてくるのです。

また英国の著名な精神科医は、「アバター療法」といって、本人の幻聴を聴取し、マイクで役者がその内容を本人に聞かせて、それに本人なりに対応する練習をする治療法を開発しました。これも「べてるの家」に通じる発想ですね。

今までの精神医学では、幻聴や妄想は中立的な立場で扱って、深く聞いたりすべきではない、と教えてきました。しかし三〇年ほど前に、オランダの調査で、症状とうまく付き合いつつ医療を受けずに生活している人がたくさんいることがわかってきました。また英国では、精神病症状への認知行動療法が発達してきて、幻聴や妄想について一緒に話し合うことでそれを変えていける可能性があること、本人も自分の感情や思考と結びついている幻聴や妄想の話を聞いてもらいたいと思っていることなどが、専門家にも理解されるようになりました。

もちろん、幻聴や妄想を扱っていくにはトレーニングが必要だし、専門家の役目ではありますが、家族も、「本人の思いを受け止める」「話をよく聞いてみる（興味をもつということであって、必ずしも肯定するわけではありません）」「そういうことがいつも起こるとつらいよね、と共感する」ことはできると思います。そうした環境では、幻聴や妄想が異物であったり、避けてふたをするべきものではなく、少し付き合いやすいものになっていくかもしれません。

ちょっとした誤解、ちょっとした思い違いが、被害的な受け止めになる場合もあります。その誤解の起こり方には脳の不調がかかわっており、たくさんの研究がなされています。認知行動療法や、社会認知や神経認知を改善する治療、メタ認知（私たちが考えていることについて認知すること）を改善するトレーニングなどが役に立つことがあります。本人も興味があるようでしたら、身近な支援者に聞いてみてください。まだ一部でしかこれらの治療は行われていませんけれども、ご家族が、「興味がある」「やってほしい」と声を上げてくださると、専門家のなかでの普及に弾みがつくかもしれません。

Q31 親が面倒を見るのは仕方ないとしても、きょうだいには迷惑をかけたくありません。

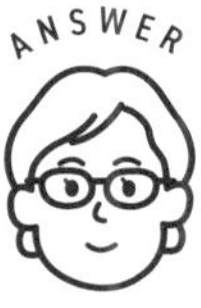

たくさんの親御さんがこうした思いを抱いておられます。ですが、親が先に亡くなるのは世の習いです。きょうだいとの付き合いについてはQ17（→55頁）で触れましたので、ご参照ください。

当事者の病状が悪い時期、親がケアにかかりきりにならざるを得ないことがあります。そういうとき、きょうだいは寂しかったり、自分に何か問題があるから可愛がってもらえないのではないかと感じたり、理解できないような振る舞いをする当事者に対して怒りや不満を抱いたりします。このころの病気に対して、とてもネガティブな思いをもつきょうだいもいます。

年齢によりますが、その年齢なりに理解できることはありますので、わかる範囲で説明することをお勧めします。秘密にしていると、何かよくないことが起こっているのでは、と察知してしまい、子どもごころに不安になったりします。幼いきょうだいにも、きちんと伝えないと、「自分がいけない子だからお母さんはかまってくれないんだ」「悪い子だからお母さんは私が嫌いなんだ」と思いこんでしまうこともあります。双極性障害（躁うつ病）やうつ病のお母さんをもった子どもを対象にしたわかりやすい絵本なども出版されており、参考になると思います。★先輩の家族に相談するのもよいですね。

きょうだいが成長していくと、冷静にものごとがみられるようになる時期がきます。その頃には、当事者の病状は落ち着いてきていることが多いです。ゴタゴタした実家を離れて、自分の暮らしを始めている人も多いかもしれません。

親が元気でいる間に、きょうだい同士の適切な距離の付き合いができるようにしていけるとよいですね。適切さというのは、家庭によって大きく違い、仲良く家族ぐるみでしょっちゅう行き来している場合もあれば、お正月などに顔を合わせる程度の場合もあります。これは病気がどうとかではなくて、一般のきょうだい関係と同じですね。そして、時折電話で近況を報告し合ったり、いざ何かあったら相談できるような関係が築けているとよいと思います。肉親ならではのこころの通い合いがあるはず。

日常生活のもろもろの負担がかかると、きょうだいの家庭に影響してしまいますから、そこは専門家の支援（ヘルパーや訪問看護など）を使っていくことをお勧めします。

★肥田裕久＝監修、雨こんこん＝文、はにゅうだゆうこ＝絵『きょうのお母さんはマル、お母さんはバツ――双極性障害の親をもつ子どもにおくる応援メッセージ』星和書店、二〇一七年／プルスアルハ＝著、細尾ちあき＝お話と絵、北野陽子＝解説『ボクのせいかも…お母さんがうつ病になったの』ゆまに書房、二〇一二年、などがあります。

Q32 父親と母親で方針が食い違って、よくけんかになります。

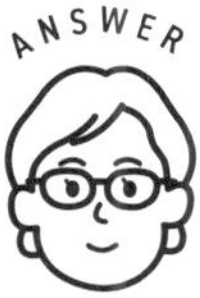

よくある出来事です。そもそも父親と母親とでは、家庭内の役割が違っていることがありますし、社会でも立場が違います。これまで、きっと役割分担しながら子育てをしてきたことと思います。

父親は、子どもの年齢にふさわしい自立した行動を求めることが多く、母親は、本人の苦しみを懐に抱えるようなかかわりをすることが多いです。それで、本人にとって「お母さんが味方」ということになり、父親が家庭のなかで疎外されることがよく起こります。こうした関係は、当事者にとっても望ましくありません。家族療法の専門家がよく言うのは、親と子の関係が近くなってそのほかの家族が疎外されるのは家族の健康なあり方ではなく、両親がしっかりつながって、それぞれの役割を尊重し、連帯して子どもたちに接するのが望ましいということです。そういうあり方のほうが、家族成員の成長につながり、家庭内の問題を解決しやすいだろうと思います。

私は普段の外来の時間とは別に、家族のお話を聞く時間を作っています。両親、本人、その他の家族で集まって、お互いの気持ちを分かち合うその時間が好きです。お互いの言い分や思いをしっかり聞く、そしてそれぞれの立場を理解すると、とても風通しがよくなり、みなが満足感をもちます。そうした機会には、できれば専門家も複数で入り、立場の異なる家族をそれぞれサポートすると、よりうまくいきます。

家族心理教育プログラムに夫婦と子どもで参加する（複合家族による心理教育と呼ばれます）のも、とてもよい経験になります。統合失調症の知識を一緒に勉強して、共通の見方をもつことは、その後の生活にとても役に立つはず。前にも書きましたが、人間誰でも他人のことは客観的に見えるものです。父親がほかの家族に対して発言したり、子どもがほかの家族の悩み相談に答えたりするのを目の当たりにすることで、家ではわからなかった社会人としての振る舞いを見出すこともあります。また、普段は案外話していなかった気持ちに触れ、結果的にお互いを見直すよい機会になったりします。

家族会もよいですね。そもそも夫婦そろって家族会に参加すること自体が、協力の第一歩です。八割以上が母親の参加ですが、父親が参加することで、パートナーはとても勇気づけられるでしょう。家族会の側も男性の参加は大歓迎で、参加者の幅が広がることで会を活気づけます。社会で長く過ごしてきている父親は、組織のなかでの動き方や組織の維持について豊富な経験があるので、家族会の運営に父親が活躍されている例は多いです。心得ているみなさんは、「お父さん、よく参加くださいましたね」「助かります」と精いっぱいねぎらってくれると思います。

最後に、何だか話が戻るようですけれども、何のかんの言っても、父親と母親は、やはり感性や見方が違って当たり前だし、だからこそ協力することでの力が出てきます。こころの病気についての見方は共有してほしいですが、当事者へのかかわりは、それぞれ違っているのが自然だと思います。

Q33 親戚や近所の人には、家族の病気の話はしたくありません。みなさんはどうされていますか。

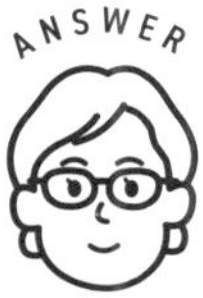

親戚や近所の人には家族の病気の話をしていない方のほうが、ずっと多いように思います。世間の風は、まだ冷たいのでしょうか。

変にうわさを立てられたくない、同情されたくない、今までと違う付き合いになってしまうのが怖い、などと感じておられるのでは？　だからこそ、みなさん家族心理教育プログラムや家族会の場で、たまっていた思いを話して、肩の荷を軽くされるのだと思います。Q19（→59頁）に本人の悩みが書かれています。共通する部分があると思いますので、参考になさってください。話してみたい、信頼できる知人がいて、思い切って話したとき、あなたの心配を分かち合ってくれたら、素晴らしいですね。でも話すかどうかは、あなたの決断です。

小さい頃から知っている親戚、気楽に買い物の情報交換などができるご近所さん、趣味の友だち、学校時代の友人などなど、人それぞれ交流はたくさんありますよね。それを大事にしてください。家族に病気の人がいるかどうかとは関係なく、あなた自身の人柄で、周りの人は付き合ってくれています。そのなかで、病気の家族がいるという話をするかしないか、それは人間関係の一部でしかありません。そういう点では、男性のほうが気持ちをやりとりするような交流の機会が限られていて、大変かもしれませんね。

家族のことが心配で家を空けられない、という話も聞きますが、ぜひたくさん社会とのつながりをもってほしいです。そのことで、家族に余裕や楽しみが生まれ、家のなかに外の空気が通ってきます。当事者にもよい影響があるはずです。

あるお母さんは、生け花が趣味でしたが、子どもが病気になってからつきっきりで面倒を見ており、生け花教室も辞めてしまいました。その頃のお母さんは暗い顔をして、わが子の病状の心配に明け暮れていました。家族教室で、たまたまみんなの集まる部屋にお花を飾る機会があり、お母さんの腕前にみんなが感心するという出来事がありました。それからほかのお母さんに勧められて、また生け花教室を再開するようになり、自信や楽しみが戻ってきました。お母さんが元気になったのを見て、子どもはやきもちが焼けるようでしたけれど、以前より自分の生き方を考えるようになったと感じます。

Q34 デイケアに行きたがりません。どう本人に話したらよいですか。

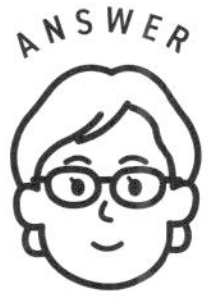

本人の気持ちが知りたいです。

せっかく回復に役立つと思って期待しているのに、本人がデイケア（または作業所など）に行きたがらないのを見ると、やきもきしますよね。本人が行きたくなるような、「魔法の言葉」が知りたいとよく言われます。私としてはその前に、なぜ行きたくないのか、本人の気持ちが知りたいです。

本人がそうとは言わないけれど、こころの底で「とうとう精神障害者の仲間入りだ」と感じていることはよくあると思います。本当は学校や職場に行きたいのです。または、社会から外れていってしまう恐怖があるのかもしれません。そうした気持ちは、一生懸命に参加を勧めてくれる支援者や、心配している親にはなかなか話せないことが多いです。「ほんとは参加したくないんだよね。一番やりたいことは何なの？　その話をしてほしい」と本人に寄り添いながら、支援者が気持ちを受け止め、「デイケアはやりたいことのためのステップだと割り切るといいよ」など、本人が腑に落ちやすい言葉を選んで伝えます。このあたりは、親などの肉親には難しいところなので、デイケアスタッフなどの専門家の出番です。親はそっと見守るくらいがよいかも。

デイケアで、昔ながらの作業をしていたり、内職でやるような賃仕事をしているのを見て、がっかりする人もいます。「なんだ、あんなこと、自分が病気じゃなければ絶対やらないよ」という感じですね。こうした本音も、みんななかなか言いません。私たち専門家は、なるべく実社会に近い活動を本人に提供できるよう努力すべきです。社会のなかにいる感覚がもてるように、パソコンの入力練習だったり、人気のあるスポーツだったり、若い女性の間ではやっている手芸だったり、やりたいと思える活動を準備する必要があります。地域によっては通えるところが限られますが、できればいくつかの選択肢があって、少しでも本人のやりたいものが選べるとよいなと思います。

過去に学校でいじめにあった、被害妄想に苦しんですっかり人が怖くなっているなど、病気の影響で人のなかに入っていくのが怖い場合もあります。支援者がこれまでの病歴を丁寧に聞いて本人の気持ちに気づき、まずは一緒にお茶を飲むところから始めるなどの工夫があるとよいですね。

二、三人の仲間で、一緒にデイケアに通い始めるようにしているところもあります。いきなり大勢のなかに入らなくて済む、同期の気安さで居場所ができやすいなどのメリットがあります。ひきこもりが長かった人だと、家でやっていたゲームを持ち込んで、みんなのいる部屋の隣で支援者と一緒にゲームをするとか、身体を動かすことが気楽であれば、キャッチボールや園芸なども緊張せずにやりやすいです。なかなか人手が足りなくて、そうした個人対応が難しいところが多いのは残念なことです。きめ細かな対応を可能にするような医療(福祉)制度になってほしいですが、そう言っていても目の前の問題は解決しませんから、まずは支援者との相談から、と思います。

幻聴がとれないので、薬がたくさん出ていて、そのせいで思うように動けない、という場合もあります。症状が強く、薬をたくさん飲んでいることは、活動の大きな足かせになり、疲れたり意欲がわかなかったりしやすくなります。薬をどんどん増やしていっても効果はどこかで頭打ちになり、代わりにだるさなどの副作用が出てきますので、効果がないときに薬をたくさん飲んでいるのは、結局本人にとって負担になります。よく眠っているのに、朝から眠気があるといったことがあれば、主治医に相談してみてください。薬が減っても症状は悪化せずに、本人が動きやすくなることは少なくありません。

統合失調症の場合、陰性症状という特徴的な症状があります。脳のネットワークの障害が基盤にあって、自分から意欲をもって活動することができない、何ごとも楽しめない、表情や行動が乏しい、などの症状です。陰性症状のある人では、本人のなかに「どうせ何をやってもうまくいかない」という思い込みがあることが、最近の研究でわかっています。でも面白いことに、一緒に面白いテレビを見て笑ったり、おいしいものを食べて楽しんだり、みんなでゲームをやって盛り上がれば、興味をもつのです。楽しい感情そのものが壊れているわけではなく、「どうせ楽しめない」とあきらめてしまっていたり、楽しいことを追求しようと計画・行動することがうまくできなくなっているのです。

「デイケアも、そのうち友だちができると楽しくなるよ」と言われても、今はまだ緊張して楽しくないから、行きたくないのです。みんなのなかに入っておいしいご飯を食べるなど、本人が楽しめる行動に支援者が誘ってみると、うまくいくことがあります。上手な家族は、一緒に買い物に出かけるなど、本人の行動しやすい工夫をされています。そんななかで、「楽しい」が増えると本人は変わっていきます。ある若い男性は、好きな女の子ができて、デイケアに休まず通うようになりました。

本人が、「行きたくない」理由はいろいろです。逆に言うとちゃんと理由はあるわけですから、急かしたり怒ったりしてもうまくいきません。ぜひ専門家と一緒によく検討して、作戦を練ることをお勧めします。

Q35 「本当は大学に行きたかった」「早く働きたい」「恋人が欲しい」などといつも言っているのに、何もしません。どうすればよいかわからず困ります。

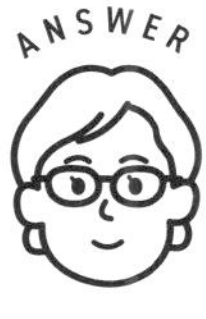

　家族としては、もどかしかったり、イライラしたり、不憫に感じたりしているのではないでしょうか。Q34（→99頁）でも書きましたが、現実に踏み出していけない理由があるはずです。たとえば、「仕事がしたい」と言っているのに、「まずはデイケアから」と言われる。それは本人にとっては不本意なわけです。

　どうやってリアルワールドに踏み出していけばよいかわからないということもあるでしょうが、「どうせうまくいかないに違いない」という思い込みが根っこにある可能性もあります。やりたいと言っていてやらないのは、本人が自分の殻を守るためかもしれません。人生の挫折感が積み重なって、あきらめてしまっているわけですね。そうした根っこにある気持ちには、本人自身も気づけていないことが多く、気づいていても周りに話すことは少ないです。でも、「またどうせ失敗するから、と思っていませんか？」と尋ねると、頷いてくれる人もいます。その気持ちを受け止めていくと、だんだん自分の思いが話せるようになって、変わっていくこともあります。

　ある人は、仕事がしたい、前のように自営業をやりたいと言いながら、一日中自室にこもって煙草ばかり吸っている生活でした。「どうせ自分はもう人生を取り戻せない、と感じているのではないですか？」と聞いたところ、頷いてくれました。それから少しずつ、何をしても楽しくないこと、入院は別世界に感じたこと、デイケアも自分の居場所とは思えなくて通うのがつらくてやめてしまったこと、今は何もできないと感じていることなどを話してくれました。新しい自分の人生をどう作っていけるかがまったく見えていない状態だったのではないかと思います。

書籍や講演会やインターネット、身近な作業所の先輩やピアスタッフなどは、回復していくうえでの道筋を示してくれます。家族がまずそうしたものを読んでみると、「回復」とは、もとの元気な生活に戻るのではなく、本人なりに新しい納得のいく生き方を見つけること、ということが見えてきます（「パーソナルリカバリー」と言います）。「もとの元気な生活に戻るのではない」というところが、家族にとっても本人にとっても、受け入れづらい、大きな認識の転換だと思います。そうした転換をしていくためには、やはり先輩の進んだ道や、元気になった話が一番参考になります。もちろん、本人にもぜひそうした本や情報を知ってほしいし、ピアスタッフの話なども聞いてほしいです。

ある家族は、家族会にいつも息子さんを同伴しています。息子さんは普段はひきこもり状態で、通院もままなりません。家族会のなかで、回復していっている仲間と触れ合うことを家族は期待しているのです。そうした周囲の見守りのなかで、よいきっかけに出会って、本人がゆっくり回復への希望をもてるようになることがあります。そのためには、チャンスがあれば一緒に講演会などに参加する、訪問など専門家が本人に近づく支援を利用するといったチャレンジが役に立つと思います。

Q36 ゴロゴロ寝ていたり、おやつをたくさん食べたり、健康によくない生活をしているのですが、注意すると不機嫌になります。

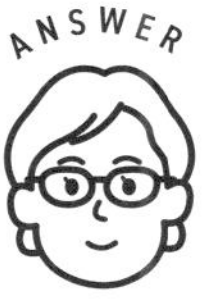

大人なのだから、「自分の健康は自分で守る」であってほしいですよね……。

統合失調症に限らず、重い精神障害をもつ人たちは、肥満などの問題が起こりやすく、生活習慣病のリスクが高く、平均寿命が一般の人よりも一〇年以上短いことがわかっています。薬の影響を心配する人も多いですが、たしかに肥満や糖尿病などを引き起こしやすい薬がありますので、定期的に血液を検査したり、食事に気をつかったりする必要があります。しかし、長く服薬したほうが、結局は再発や健康寿命にはプラスであるという報告が北欧でなされています。薬を飲まなかったり病状が悪いことで、身体のケアができないことの悪影響のほうが、薬による生活習慣病などのリスクを上回るというわけです。悩ましいところですね。

時々体重をチェックしたり、運動プログラムをみんなでやったり、身体によい食事について勉強会をしたりすることは、私たち支援者にもできますが、やはり大事なのは本人のやる気です。自分の健康と人生を大切にしようという意欲ですね。そのためにも、前にも書いた「回復」(必ずしも仕事についたりするということではなく、本人が自信や満足感をもって自分なりの生活をしていく「パーソナルリカバリー」)

が重要です。リカバリーに向けたリハビリテーションがその基礎になると私は考えています。

一人で健康管理をするのは大変なので、グループホームで健康によい食事作りの会に参加したり、デイケアの仲間と体重を定期的に量ったり、仲間と運動したりすることなどがお勧めです。何か本人の気に入るものがあるとよいですが。

家族も、一緒にこうした取り組みをすることができるかもしれません。まあ、でも大人に対しては、家族が健康管理をするのは難しいと思います。自分の目標に向けて本人が動いていけること、そのために自分を大切にすること、それを周囲がサポートすることが基本になります。

Q37 恋人ができたり、結婚できればもっと安定するのではないかと思っていますが、どうでしょうか。

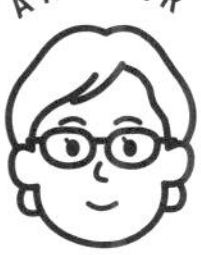

親心ですね。しかし現実には、本人が力をつけて、生活を切り盛りできるようになり、そのなかで、パートナーと出会うことやうまく付き合うこともだんだん上手になって、結婚にたどりつくわけです。パートナーと交際したり一緒に生活したりするためには、現実のたくさんのスキル、とくに自分とうまく付き合って、自立して考えて行動できることが必要になってきます。相手に依存ばかりしていたら、二人の生活はいずれ破綻してしまうでしょう。そういうカップルを、残念ながら私は何例も見てきました。

恋愛によって、新しい価値観に目覚めたり、自分のことが深く理解できたり、人生の目標をもてるようになったりすることは、こころの病気であってもなくても起こります。私が言いたいのは、病気がよくならなければ、または回復しなければ、恋愛や結婚はできないということではありません。上手に依存し合い、助け合って、仲睦まじく暮らしているカップルも、何例も知っています。よいパートナーと巡り会ったり、結婚生活をしたりすることで、自信がついてぐっと安定する人がいることも事実です（もちろん生活の苦労も同時にたくさん出てきますが、それはきっとよい経験になりますね）。

たくさん恋愛したり、交際したりするなかで、成長していくのは素晴らしいことです。ただしやはり、二人の関係がお互いに意味のあるものであるためには、ある程度の人付き合いや生活のスキル、自己理解が必要だろうと思います。好きな相手のために自分を磨くということもありますけれど。また、恋愛などでこころを揺さぶられると、病状が悪くなるタイプの人がいますので、心当たりのある人は、支援者とよく相談しながら進めていったほうが安全です。

パーソナルリカバリーのプロセスのなかで、恋愛や結婚は大事な意味をもっています。ただ、カップルになったら回復していくということとは、ちょっと違うように思います。

Q38 お小遣いは全部自分の好きなものに使ってしまい、金銭感覚がないので困ります。

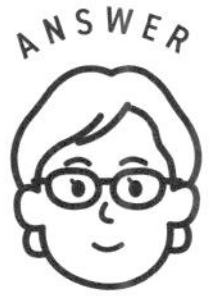

社会のなかで生活し、自分で稼いで生活を切り盛りするという経験のなかで、大人としての金銭感覚は磨かれていくものです。病気かどうかにかかわらず、親と暮らしている独身の子どもが贅沢なものをどんどん買ったりする話はよく聞きますね。障害年金を子どものために貯金して、自由に使えるようにしているという話も聞きますし、これも親心だなーと感じるのですが、生活費はいらないし、お小遣いが潤沢にあるのだったら、金銭感覚は育たないのも当たり前だと思います。自分の人生、自分の生活をどう取り戻していけるのかが、金銭感覚を身につけるうえではとても大切になります。

もうひとつ考慮しなければいけないのは、現実を検討する能力の障害です。Q10（→36頁）で、そのことについて説明しています。複雑な経済的判断をどこまで本人ができるのかについては、周囲も家族も悩むことが多いです。もっとも私自身も経済的なことが苦手で、老齢年金の書類を読んでもさっぱりわかりませんし、確定申告も夫に頼りながらやっています。家を買うとか、大きなローンを組むとか、誰しも専門家の助けが必要になることは人生のなかでたくさん起こります。

問題は、統合失調症の人は、日常の生活のなかでも処理が難しいことが起こりやすいということなのです。その困難の度合いは個人差が大きくて、病名だけではまったく決められませんから、実際の問題に即して個別に考えていくしかありません。日頃から、病院のソーシャルワーカーや、役所の福祉課の人、社会保険事務所など、本人が頼れる専門家がいるとよいですね。「親亡き後」はみなさん共通の悩みですが、そのために成年後見制度を利用する家族もあります。この制度についても専門家からくわしい説明を聞くことができます。

金銭感覚には、一人暮らしなど、本人がある程度自分の生活をマネジメントする経験がとても大切です。上手に年金をやりくりして時々はホテルの食べ放題の会を楽しんでいるなど、実にうまく暮らしている人はけっこういます。どこまで任せるか、どこまでは周囲が支援するか、それこそ個別に、本人の意見を聞きながら決めていく必要があります。そこまで踏み出せないまでも、預金の管理を任せて生活費やお小遣いを支出してもらうとか、銀行や郵便局などの手続き、自立支援医療や障害年金の手続きなどを本人にお願いして（細かく段取りを紙に書いておく、一緒についていって見守るなどの準備が必要ですが）、そうした機関や制度について少しずつ実際に経験してもらえるとよいと思います。なかなか本人が重い腰を上げてくれないこともありますが、親が病気で入院したなどの出来事がきっかけになることもあります。親（本来の警句では「亭主」）元気で留守がいい、というのは、子どもの成長にはけっこう大切です。

Q39 家では家事などを手伝ってくれて助かっています。でも、親が死んでしまったら子どもはどうなるのか、いつも不安になります。

「親亡き後」はどこの家族会でも大きなテーマになっています。親が元気なうちに、そして子どもに意欲があれば、一人暮らしに取り組むことがひとつの現実的な解決策です。Q15（↓51頁）、16（↓53頁）に具体的な準備や考え方を書きました。Q31（↓93頁）も参考にしてください。

親だけでなく、本人も早くから真剣に悩んでいることが多いので、一緒に話してみることをお勧めします。親子だけですと、なかなか問題に向き合えないことが多いので、支援者にも入ってもらうのがひとつの手です。病院のソーシャルワーカーなどですね。本人の気持ちがなければものごとは始まりませんし、私はよく本人から親亡き後の相談を受けています。そこにきちんと家族で向き合ってみることですね。

家族会や、家族会の全国連合組織（全国精神保健福祉会連合会、みんなねっと）でもこの問題はよく取り上げられています。集会に参加したり、パンフレットなどを入手して家族で読んだりすることをお勧めします。

生活を外から専門家が支える仕組みも大切です。訪問看護、デイサービス、アウトリーチチームなどです。親が元気なうちからこうしたサポートを受けて、本人が外からの支援に慣れておくこと、家族以外につながれる人を複数もっていることが、とても大事だと思います。本人がまだ若いうちから練習しておく、というのがミソです。仲がよくて、家族のなかでいろいろな話をし、外出も一緒という家族は、本人の気持ちがよくわかり、回復していくことを支える力が強いと思いますが、一方では、本人が家族の外へと踏み出すことが難しくなります。「可愛い子には旅をさせよ」ですね。

Q40 長年入院しており、病院の友だちや看護師さんを信頼していて、なかなか退院の方向に進みません。

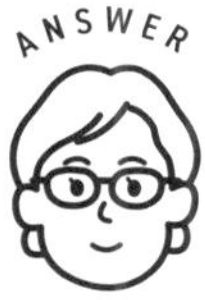

入院されている病院は、年単位、場合によっては一〇年も二〇年も入院している患者さんたちに対して、どのような治療方針をもっているのでしょうか。

残念なことに、わが国は世界で一番、精神科病院の入院日数が長い国で、とくに年単位の長期在院患者が多いことがＷＨＯ（世界保健機関）などで問題視されています。その背景には、精神科医療の長い歴史があります。

かつては医療を受けられず座敷牢などに閉じ込められていた人たちに、人道的な環境と医療を提供しようと、精神科病院を増やすことが国の政策となった時代がありました。戦後間もない頃の話です。そのときに、精神科の入院病床を増やしやすくするために、内科などの他の診療科と比べて、医師数や看護師数が少なくてもよいという特例が設けられました。そのために、日本の精神科病床はどんどん増えて、一般人口に対する病床数は世界一になりました。

しかし、患者さんへの治療が十分行き届かず、医療の世界でも、精神科病院を「収容主義」と批判する声があがりました。世界的な批判を背景に、国は一〇年以上前に「入院中心ではなく、地域で生活しながら医療を受ける」方向への転換を謳い、そのためのさまざまな政策を打ち出しています。しかしいまだに、精神科病床の数は世界一のままです。民間の精神科病院が多く、経済的に入院医療のほうが儲かるという現実があるのだろうと思います。

そういう病院のなかで、積極的に退院を勧めない状況だと、本人も「今さら外の荒波に向かっていくのも……」という気持ちになるのかもしれません。実際に「本人が希望しないから、退院させるのはかわいそう」「家族が退院させないでくれと言っている」と説明している病院は多いです。しかし、たとえば地域ケアが進んでいる英国では、すでに一九六〇年代からどんどん患者を退院させており、二〇〇〇年代には最後に残っていた人たちも退院させて、精神科病院を閉院する動きになっています。調査では、長年入院していた人たちも、九〇％以上が「地域で生活するほうがいい」と答えています。同様の調査はわが国でも行われ、同じ結果が出ています。

英国で入院病床がなくなったわけではなく、病状が重くて濃厚なリハビリテーションが必要な人などは入院治療を受けていますが、一般人口に対する病床数はわが国の五分の一以下です。これは欧米先進諸国に共通した動向です。退院した人たちは、「好きな時間に好きなものが食べられる」「自分一人の時間がもてる」など、自由であることを喜んでいます。精神科病院での生活は、他の人と一緒の部屋、一緒の食事、一緒の入浴、一緒の活動で、自分一人になれるのは布団のなかだけかもしれません。

東日本大震災で、福島県のある病院が津波の被害を受け、患者さんたちは体育館に避難しました。そのとき、身体の病気があって体育館で生活できない四人の方を、私どもの病院でお預かりしました。そのうちの一人は病状が重く、亡くなってしまわれましたが、私は「こんなに重い身体の病気の人が精神科病院に入院しているのか」と驚きました。避難所で生活している家族と連絡がとれ、はるばる駆けつけてくれましたが、「亡くなるまでにちゃんとした病院で手当てを受けられたのでよかったです」と感謝されていました。それまでは身体が心配だからと内科病院に移してもらっても、すぐに精神科病院に戻されてしまう状態だったそうです。ここにも、わが国の悲しい現実があります。

もちろん、長期に入院している患者さんたちを、なんとか地域での生活に戻そうと頑張っている精神科病院はたくさんあります。元入院患者や自治体の職員が訪問して、一緒にアパートや福祉事業所を見学したりして、外の風に慣れていく試みをしているところもあります。仲間同士助け合えるように、グループでの退院、アパート生活を試みているところもあります。研究者のなかにも、地道に長期入院の患者さんの退院支援を行っている人たちがいます。関係者がその気になって工夫すれば、今の日本で退院できない患者さんは、本当に一握りしかいないのではないかと思います。

でもそういう動きがなく、仲間もいないなか、一人で退院を考えるのはとても難しいでしょうね。入院している間に失われた人生は取り戻せませんから、二〇代で入院した人が、五〇代になって、あらためてどうやって生きていくのかと考えると、簡単ではないと思います。だからこそ、元気に地域で生活している仲間や、地域での居場所や活動、国や自治体からの経済的なバックアップも可能であることを、本人がしっかり認識できるようにしていく必要があります。

あなたの家族も、そうした退院支援を受けられるようになることを願っています。二〇年来入院生活を送っていたある五〇代の男性は、病院の方針によって、退院して近くのグループホームで生活し、昼間は地域の作業所に通うことを勧められました。男性は初め「今さら退院なんて」と拒み、家族も病状が悪かった若い頃の惨状を話して、反対しました。しかし病院のスタッフは、家族には負担をかけないようにグループホームを探したり、そこでの生活はスタッフが支援することを約束したりしました。ただ家族には、大きな一歩を踏み出す本人を見守って、時々ねぎらってほしいとお願いしました。

男性は、すでに退院している先輩の生活の様子を見せてもらったり、作業所に見学に行って歓迎を受けたりするうちに、「退院してもよいのでは」と気持ちが前向きになっていきました。そしてグループホームへの体験入所などを通して自信をつけ、無事退院となりました。

退院前には、服薬教室で自分で薬を管理することの大切さを学び、調子を崩しそうになった時のSOSの出し方も練習しました。食事は当面、宅配弁当に頼ることにして、グループホームの世話人とごみ捨てのやり方を練習しています（ごみ捨てがきちんとできないとトラブルになりやすい）。「やっぱり一人で自由にテレビが観られるのがいい」と男性は言っています。

Q41 子どもは五〇代になりますが、親と穏やかに暮らしています。自立させたいとは思いますが、きっかけがなく、本人にもその気がないようです。

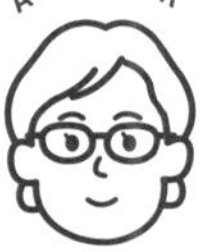

長年、仲良く穏やかに生活してこられたのでしょうね。本人も親もとが安心だし、親も本人が望まないからと、一緒に暮らしてきたのでしょうか。とくに都会では住居費が高いですし、経済的な事情もあるかもしれません。いったん一人暮らしやパートナーとの生活に踏み切った後、再び実家に戻られるケースもありますね。いずれにしても、親もとを離れて生活していくタイミングを逸してしまった感じでしょうか。

ある五〇代の男性は、お母さんが急死されて一時混乱しましたが、幸い一軒家やいくばくかの財産を残してくださったこと、若い頃の一人暮らしの経験やお母さんのお仕込みから料理をはじめ簡単な家事ができたこと、囲碁や油絵やピアノなどの趣味があり楽しむことができたこと、お母さんのきょうだいたちが時々訪問してくれることなどから、なんとか一人暮らしをしています。不安が強くなったためか、あちこち身体の違和感が出て、内科などを受診して検査しましたが、異常は見つかりません。最近では「こころの心配が身体に出ているのかも」と話し合って、地域活動支援センターに通い始めました。どうしても幻聴との話に引き込まれてしまうので、一日に一回は誰かとおしゃべりするように勧めています。

ある四〇代の女性は、お父さんが病気で亡くなられ、続いて後見役だった長兄も亡くなってしまい、大きな混乱のなか、入院せざるを得なくなりました。その後、顔なじみになった病院のスタッフを相談相手にして、訪問看護を受け、保佐人に遺産の管理をお願いし、危なっかしいながらも自宅で、障害年金で生活しています。家事は大変ですし、一人で不安ではあるのですが、地域の活動に参加すると緊張して疲れてしまうので、続けられないでいます。不安からくるであろう妄想も出没しています。可能なサポートを動員して、なんとか支えている状態です。彼女の場合、周囲に助けを求める力があるのが大きいです。本人が真面目に生きていこうとしていることも、周りから共感される理由になっています。

自分で身の回りのケアがある程度できる、自分自身の不安や寂しさなどとうまく付き合える、信頼できる第三者とつながって相談したり支援を受けたりできる、といったことが、一人で生活していくうえでは大切になってきます。たとえば今のうちから訪問看護を始めておく、家事を少しずつバトンタッチする、時々親が旅行などで留守にする、などの準備はできそうですか？ 幸い今の日本には、いろいろな生活支援の仕組みがあります。地域の福祉事業所の生活相談などで、どのようなサービスが受けられるか相談されることをお勧めします。

支援者からのQ&A

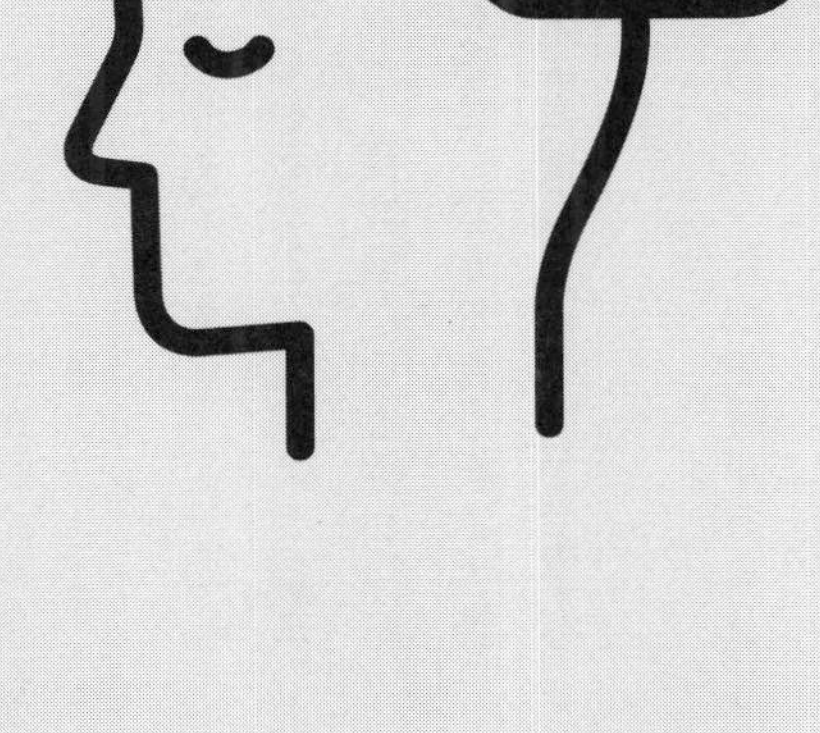

Q42 当事者が調子を崩すサインがわかるとよいのですが。再発のきっかけになりやすいのはどんなことですか。

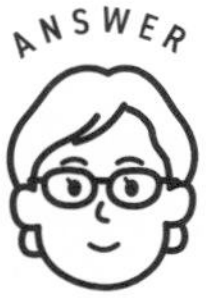

調子を崩すときのサインやきっかけには、人それぞれの特徴があります。

まず一般的に誰にでも当てはまるのは、たとえば家族が亡くなるなど、強いストレスが加わったときです。ひとつのストレスはなんとかしのげても、複数重なると押しつぶされるようにして、じわじわ具合が悪くなることがあります。こうした場合、なかなかうまい手当てができないので、ストレスのある環境からいったん離れるために、休息入院などが役立ちます。慣れたスタッフや病院のなかで安心できるだけでも、ずいぶん安定してきます。

統合失調症に特徴的といわれているのは、その人の価値観を揺さぶられるような出来事があると、あっという間に再発することです。ある高名な精神科医は、このことを指して、「高山ではなくて街中で遭難する人たち」と表現しました。たびたび同じようなきっかけで遭難する、でもそれに本人が気づかない、というのも特徴です。

周りから見てわかりやすい例は、恋愛です。誰かを好きになるということは、希望や幸せもたくさん感じますが、気持ちが高ぶって動揺しやすくなったり、相手の気持ちがわからなくて不安になったりもします。そうした精神的な高揚のなかで、相手に対する被害的な妄想が出て具合が悪くなる人がいます。本人はそれでもちょくちょく恋愛をして、調子を崩します。本人にとって恋愛は大切な事柄だからこそ、余計気持ちを揺さぶられやすいということなのです。こういう人は、恋愛とは別のストレスには案外平気な場合もあります。

価値観を揺さぶられる苦手な状況ということで多いのは、その人の生き方や価値を貶める（と本人が感じる）言葉や態度です。ある人は、妹さんのちょっとした言葉から急に妄想が出て、具合が悪くなりました。聞いてみると、妹さんははっきりと「お姉ちゃんが病気だから、私の結婚話がうまくいかないのよ」と言ったそうです。ひどく責めるような言動を妹にされ、一気に押しつぶされてしまったのです。

ある人は、急に幻聴がひどくなっては病院に駆け込んでいました。理由はわからない、突然ひどくなる、と本人は言っていました。退院後、訪問していたソーシャルワーカーがあることに気づきました。アパートのお隣さんも病気で、一人暮らしをしていました。お隣にはたびたび両親が訪れて、楽しそうに過ごしている声がよく聞こえてきます。ところがこの方は家族とうまくいっておらず、訪ねてくる人がいないのです。お隣に家族がやってくると、本人の顔つきが険しくなって、落ち着かなくなってしまうのでした。

気持ちが揺さぶられるきっかけというのは、再発する人にはみんなあるのですが、つらいからこそ意識の底にしまいこまれ、気持ちがケアされないままになり、どこかで爆発するのだと思います。なぜつらいのかということは、その人のそれまでの生活や生きてきた価値観に連なっています。安心できる支援者と一緒に、そうした本人の深い生き方などを話せるようになると、突然爆発するのではなく、本人なりの理由があって調子を崩すということがわかってきます。それは日常生活のなかで起こる遭難であって、特殊な理由ではないのですが、本人の気持ちが強く揺れてしまう出来事です。ただし、その人生に深く根差したものです。

そういう問題で苦労するのは、再発という形ではなくても、実は誰にでもあることです。「本人の思いや価値観‐きっかけ‐症状の悪化」というつながりが見えてくると、再発は特別な出来事ではなくて、生きていくうえでの苦労だということがわかってきます。そうなると、再発する前になんとか苦労を持ちこたえる工夫ができるようになります。信頼できる人（支援者、ピアスタッフなど）に話して分かち合ってもらうことが、その第一歩です。

幻聴や妄想は突然始まるわけではありません。前駆症状や前兆と呼ばれるサインがあります。私はそれを、わかりやすく「黄色信号」と呼んでいます。黄色信号は人それぞれ違っていて、持続する期間もいろいろです。これまで具合が悪くなる前にいつもと違うことがなかったかを一緒に検討してみると、普段の小さな調子の波ではなくて、大波が来る前の黄色信号があることに気づけます。焦燥、食欲不振、イライラ、気分の高揚、不注意など、その人なりの黄色信号を見つける必要があります。それもひとつだけではなくて、三、四種類一緒に黄色信号が出てくるときが本当の要注意です。それがわかっていると対応しやすく、本人もＳＯＳを出しやすくなります。

人によっては、何でもできるような気分になったり、いつもより活動的になったりして、一見元気に見えることがあるので、本人も周りも気づけない場合があります。でも何回か繰り返されると、黄色信号であることがわかってきます。黄色信号の持続する期間は一～三週間くらいといわれていて、その間にうまく休養したり、負担になっていることに対応したり、薬を増やしたりできるとよいのですが、なかには黄色信号が一日だけで爆発してしまう人もいます。この持続期間も人それぞれ、だいたい決まっています。

黄色信号のときに早めに受診できるためには、本人の自覚だけではなく、医療機関の支援者もそれを理解して受け入れる体制が必要です。予約外の受診をどうするか、主治医が不在のときの体制などですね。

悪化は突然始まるわけではありませんので、きっかけになりやすい出来事や黄色信号、調子を崩しそうなときにどういう行動をとるとよいかについて、ぜひ本人とじっくり話し合ってみてください。紙に書いて本人と治療チームで共有し、冷蔵庫の扉など、わかりやすい場所に貼っておいてもらうのもよいですね。

Q43 幻聴や妄想に基づいた話をよくされます。どう対応したらよいでしょうか。

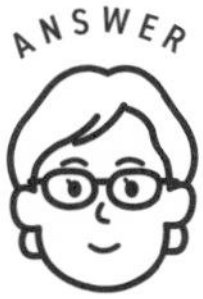

当事者が幻聴や妄想とどう付き合っていくかについては、Q07（→29頁）、08（→32頁）でくわしく説明しました。また、Q30（→90頁）で周囲の接し方について書きましたので、ご参照ください。

前に書いたように、幻覚や妄想は、当事者のこころのなかに根っこをもっています。支援者に余裕があるときに、どういう場合にどのような症状が起こってくるのか、それはその人の生き方とどのようにつながっているのか、ゆっくり話せるとよいと思います。そのなかで、幻覚や妄想とどう付き合っていくとよいか、おのずと見えてくることが多いです。

専門家が対処法を学ぶためのプログラムや、当事者のためのプログラムで、エビデンスのあるものがいろいろあります（幻覚や妄想に対する認知行動療法、元気回復行動プランWRAP（ラップ）、SSTのひとつである症状自己管理モジュールなど）。機会があれば専門書を読んだり、研修会に参加したりすることをお勧めします。プログラムの基礎をしっかり学んでおくと、日常の支援に活かせるようになります。

たとえばみんなで料理をしているときや、作業に取り組んでいるときに、幻覚や妄想の話を支援者にしてくる場合には、（危機的な状況でなければ）「あらためてゆっくり聞くね」と話して、現実の活動に目を向けてもらうほうがよいと思います。本人のなかで、目の前の世界と、幻覚や妄想が区別できるようになることは大切ですし、目の前のリアルワールドで生きていくことが楽しいものになっていくと、幻覚や妄想はだんだん存在が小さくなっていくことも多いです。

Q44 「自分は生きていく価値がない」「希望なんかない」と言っている人に、どう接したらよいでしょうか。

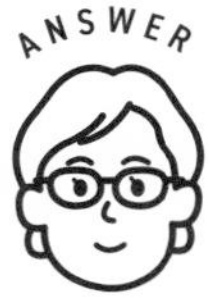

その人は、とてもつらいこと、つらすぎて人には話せないことを抱えていないでしょうか。ある人は、学校時代のいじめを体験した後でひきこもりの生活になりましたが、いじめの体験がリアルに押し寄せてきて苦しくなることが、何年もたった今でもよくあるそうです。「自分をいじめた人たちがみんなひどい目にあわない限り、私は癒されることはありません」と断言していました。当時、誰にもＳＯＳを出せなかったそうです。こころのトラウマへの治療は進んできていますので、専門家を探して相談したり、専門書で支援方法を学んで活かしたりすることができると思います。

つらいことを聞こうとしても、本人が「話したくない」と言う場合もあります。そのうち話せるようになることもありますので、多くの場合、無理はしないほうがよいでしょう。毎日の生活で、楽しいこと、できること、自信がつくことが増えたり、気持ちをやりとりできる仲間が増えたりすると、時間はかかりますが、だんだんトラウマは小さくなっていきます。

その人は、育ってきた過程のなかで、否定的な家族の言動にさらされてきたということはないでしょうか。ある人は、お母さんにずっと「あなたはダメねー、いつもお母さんがそばにいないとダメだわ」と言われていたそうです。思春期になり、親とは別の価値観を見つけていく時期になっても、「誰と付き合っているのかちゃんと話しなさい」「そんなふうに髪を染めるのは不良のすることよ」などと、本人なりのチャレンジをいつも否定されてきました。本当は「うるさい」「好きにさせて」と叫びたいけれど、反抗したら倍になって返ってくるだろうし、今の自分は親のお金で生活しているので言い返せない、と悩んでいます。お金を稼いでいなくても一人暮らしする方法を、この本のあちこちで書いてきました。自分なりの生き方を見つけていくために、一度親から距離をとることはとても役に立ちます。

実はお母さんもきっと、何らかのつらい体験があって、子どもの自立や個性を認められない状態なのだと思います。お母さんへの支援もあるとよいですが、お母さん自身は「問題があるのは本人で、家族は必要な世話をしているのだ」と考えていることが多いので、なかなか簡単にはいきません。

わが家では、息子たちは思春期以後、不機嫌バリアをはりまくって、親の介入を阻止していました。進学のときにも、結婚のときにも、突然ポンと結論を言われて、「そうなんだね」と認めるしかない羽目に陥りました。そういうバリアをはれる強さが、こころの病気では崩れてしまうのだと思います。

統合失調症の陰性症状について前に触れました。楽しめない、やる気が起きないと本人は感じており、外からは感情や主体性が乏しいように見えます。これは脳内ネットワークの不調が基盤にありますが、本人のなかで、「どうせ何をやってもダメだ」という強い思いが染みついて動けなくなっていることがわかっています。Q34（→99頁）などで対応について書いていますので、ご覧になってみてください。

毎日いいことがない、人生がつまらない、という本人のボヤキである可能性もありますね。どういうことが、本人にとって楽しいことだったり、人生の充実につながるのでしょう。これは本人の胸のうちをよく尋ねてみないとわかりません。リカバリーカレッジといって、当事者の人たちが生きていくうえで役立つことを、市民と協力して学ぶ場を運営する（当事者と市民が対等に協力する）試みが、英国で始まって、わが国でも広がりつつあります。そういうワクワクするようなことを探す場が増えていってほしいです。

ある人は、絵画が好きでコツコツ描いていましたが、展覧会に応募したら入選して、個展を開くまでになりました。私も一枚いただきましたが、みずみずしい感性にあふれた作品でした。ひょんなことから、日ごろやっていたことが大きく発展することもあります。その人は、だんだん妄想が小さくなっていったのが印象に残っています。

Q45 「お金が欲しいから働きたい」と本人は言いますが、「体調が悪い、疲れる」などと言って福祉事業所は休みがちです。「まだ仕事は無理では」と言うと、「わかってもらえない」と怒ります。

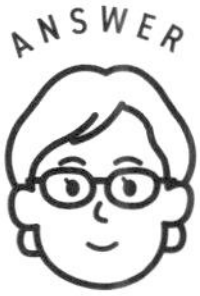

当事者が思い描いているステップ（ダイレクトにすぐ仕事をすることを考えていることが多い）と、支援者が進めようとするプロセスとの間の隔たりが大きいことは、よくあると思います。Q10（→36頁）、11（→39頁）、35（→103頁）で、そのときの本人の気持ちや、どうしてそういうことが起こるかについてくわしく書きました。まずは、当事者がどう考えているのか、どうしてそう考えるのかについて理解することが出発点です。

今の福祉事業所は、残念だけれど本人の希望しているイメージと違うのかもしれません。しかし現実に、本人が通うことのできる選択肢は限られているのが普通です。そういう場合、支援者も腹をくくって、当事者と一緒に仕事探しをしてみる手があります。リアルワールドにチャレンジして、そのなかで学んでいくことを支援者が手助けするわけです。やりたいと思えることやりがいのある仕事にぶつかったときに、思いがけず本人が力を発揮することがあります。そのためには、本人の力や希望と、現実の仕事をすり合わせる就労支援の専門家の力が必要です。一緒にチャレンジするうちに、現実にうまくいくプロセスが支援者との間で共有できるようになればしめたものです。

一緒に体験し、本人の現実認識や経験の乏しいところを補いながら話し合うことを丁寧に繰り返していくと、本人が信頼してくれるようになりますし、判断を共有できるようになります。そうなると、仕事探しなどのチャレンジを支援することが、ぐっとやりやすくなります。もちろん、何回も挫折や失敗を乗り越える必要がありますが。

こういう場合にピアスタッフの存在は貴重で、どのようなステップを踏んで今の仕事ができるようになったかという体験談は、生きた教科書です。支援者の言葉と違って、素直に受け止めてもらえることがあります。

それから、もしかしたら本当は、仕事なんか無理だと思っているけれど、それをあからさまに見せたくないので、スタッフに反対されていることにしている可能性もありますね。生々しい現実に直面すると、苦しくなって調子を崩すこともあるので、「本当は不安があるのかも」と察して、本人が言っている理屈を突き詰めないほうがよいと思います。そのうちひょっこり、福祉事業所で集団アルバイトの機会が出てきて、前に進む体験ができたりもするので、機を待つのもひとつの方法です。もちろん、スタッフがそうした機会を創造していければ素晴らしいです。

Q46 仕事を始められるかどうか、どのように判断したらよいですか。

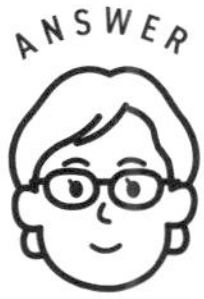

Q45（→129頁）と重なる質問ですね。あなたの職場に新人が入ってきて、仕事を頼んだけれど、うまくいかなかったとき、あなたは「新人の能力がない」と考えますか？　それとも、やる気がないのではないかと考えますか？　もちろん違いますよね。新人がどうしたら新しい仕事をうまくこなせるようになるか、教え方を工夫したり、やり方を変えてみたりなど、新人がうまく仕事を覚えられるように配慮すると思います。失敗を覚悟で、少しずつ仕事を覚えていくことを期待するかもしれません。それは、本人と支援者が二人三脚で成し遂げる共同創造（co-production）です。

また、誰でも向き・不向き、好き・嫌いがあります。たとえば私は、銀行の窓口の仕事は絶対無理だなーと感じます。だとすると、新人の力をよく観察して、向いている仕事、好きそうな仕事からまずはチャレンジしてもらうのがよいかもしれません。好きな仕事で力を発揮できると、苦手な仕事にも少しずつ前向きに取り組めるようになることがあります。優れた上司は、障害をもつ人だけではなく、一般の人と仕事をするのも上手だというのが私のこれまでの経験です。本人の持ち味をうまく引き出すことができるからではないでしょうか。

就労支援の世界ではっきり言われていることは、作業所やデイケアなどの作業状況では、仕事が実際にできるかどうか判断するのは困難だということです。作業所やデイケアと実際の職場とは、環境も仕事内容も大きく違うからです。そのため、知的障害や重い精神障害の人に対して、なるべく早い段階から実際の職場に入ってもらって、その場での支援を行う援助つき雇用のほうが、一般の職場で働けるようになる可能性がずっと高い、という明確なエビデンスがあります。

私の経験でも、当事者が一般の職場で生き生きと仕事を始めると、それまでデイケアなどではみられなかった力が発揮されることがあり、本人の成長は目を見張るものがあります。仕事ではないですが、行きたかった専門学校に通い始めたら、それまでアパートでゴロゴロしていた人がびっくりするほど頑張るようになった例もあります。援助つき雇用については、優れた成書や研修会の機会がありますので、興味のある方はぜひ参加してみてください。

たとえば職場実習など、なるべく実際の職場に近い環境でお試し体験をしてみるのも、本人の向き・不向きや好き・嫌いがわかるのでよい方法です。職場実習のいろいろな制度がありますので、就労移行支援機関や、障害者就労支援センターなどの専門機関に相談してみてください。

そうはいっても、実際の職場で働くための準備も必要です。一日二時間しか働けない人の場合、もちろん支援者はそうした短時間の職場を探す努力をする必要がありますが、本人を支えていくのは容易ではありません。実際の職場は賃金が出るわけですから、それなりの生産性が要求されます。一般の職場で働いてみて、やはり雇用は難しいと判断されてしまう場合もあります（その前提として、仕事の仕方の工夫や、やれるだけの支援をしたうえでの話です）。

私は、すべての障害をもつ人が、一般の職場で働くべきだと考えているわけではありません。援助つき雇用の優れた実践を行っている米国・ニューハンプシャーや、イタリア・トリエステでも、福祉事業所やデイケアで仲間との活動を楽しんでいる人たちは存在します。一般就労や福祉的就労、デイケアなどを体験したうえで、何が自分に合っているのかを当事者自身が決めていけたら、それが一番です。そのためにも、当事者の希望で両方を行ったり来たりすることができるとよいと感じています。

準備ということでは、職場でうまくいかなかった体験を踏まえて、無理して頑張って調子を崩さないよう体調管理の練習をする、といったことが役に立ちます。ほかにも、周りとうまくいかず被害的になって辞めてしまう、幻聴などの持続症状があって疲れやすい、失敗すると意気消沈して仕事がつらくなってしまう、苦手なことを聞けないので失敗しやすいといったつまずきを乗り越える練習が有用です。そのためにはまず、デイケアや福祉事業所などの安心できる場で、支援者との二人三脚で、苦手な状況が自分でも認識できるようになるとよいです。これは、言うは易く行うは難しで、支援者の力量が問われますし、ベテランでも試行錯誤しながら時間をかけて実現できる事柄です。誰でもそうですが、自分の苦手なところは気づきにくく、一緒に体験する人、信頼している相手が気づいてくれると、認識しやすくなります。

認知機能障害がある人のために、注意力や段取り力などを向上させる認知機能リハビリテーションでは、コンピューター上の仮想空間のなかで、そうした苦手なことと得意なことを認識する練習をします。認知機能リハビリテーションについての論文や研修会がいろいろありますので、興味のある方は体験してみることをお勧めします。

Q47 具合が悪かったときのことは覚えておらず、自分の病気はそんなに悪くないと思っているようです。支援者の認識とずれが大きいのですが、どうしたらよいでしょうか。

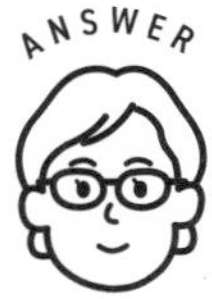

統合失調症の病状が悪化すると、現実と異なる認識である幻覚や妄想が出現して、それまでの世界が大きく変わってしまいます。それはひどく不気味であったり、恐怖感を伴っていたりします。今まで腑に落ちなかった事柄が一気に解明されたように感じたりもします。

そういうときの周囲に対する認識は、かなり歪んで、幻覚や妄想に彩られたものになります。たとえば家族がいつものように声かけしても、何か裏があるように感じて拒絶したりします。

そうした脳の混乱に伴う現実とは異なる認識は、病状が改善するにつれ薄らいでいき、徐々に本来の現実に戻ってきます。そうした大混乱の出来事を、本人はまったく覚えていないこともあれば、部分的に妄想の内容を覚えていることもあります。

また、怖い思いを経験したことで、病状が改善した後、周囲の見方が変わってしまう場合もあります。トラウマ体験のようなものですね。本人にとって混乱の極みであった体験が思い出せなくなってしまうのは、脳の機能として理解できます。大慌てで混乱しながらやったことを後でうまく思い出せないことに似ています。

また、恐怖や不快を伴う体験にこころが蓋をしてしまうことも起こります。思い出したくないことを忘れていられるのは、こころを守る働きでもあるわけです。大混乱だったときのことを覚えていない人はめずらしくなく、それは無理に思い出さないほうがいいし、思い出してくるときは再発の兆しである可能性があります。その場合には、薬を増量したり、ストレスになっていることから保護したりして、急いで手当てする必要があります。

こうしたいわば激しい混乱状態のときと違って、ふだんでも当事者が自分のできないことや問題点を認識できていないこともよくみられます。Q10（→36頁）、11（→39頁）で、ものごとの認識の障害、社会的な認識の障害、自分の状態の認識についての障害について説明していますので、参考にしてください。

統合失調症に伴う脳の不調は幻覚や妄想が始まる前からみられ、発症後五年程度が不安定で障害が進みやすく、その後は大きく変わらないことが、これまでの研究でわかっています。こうした認知機能障害に対して、エビデンスのあるプログラムがいろいろ開発されていますので、ぜひ勉強してみてください。当事者が自分の苦手なことに気づいたり、それをカバーするやり方を練習する方法を知ることができます。持続している幻覚や妄想は、現実を歪んで認識しているということですが、その付き合い方についてはQ07（→29頁）、30（→90頁）などでくわしく書いています。

大事なのは、現実が安心できて、満足できるものであるかどうかです。そういう世界で生活していると、徐々に現実の認識が改善されて、ほかの人の認識との相違が小さくなります。誰かに「それは現実と違うよ」と言われても、本人はかえって頑なになるだけかもしれません。しかし、信頼できる人や仲間がいて、仲間が支えてくれる状況のなかだったら、自分のいろいろなことが受け止めやすくなります。これは病気かどうかにかかわらず、誰でも同じですよね。あしざまに欠点を指摘されても反発しかないですが、「ずいぶん苦労したんだね」「ユニークな考えで面白いよ」などと受け入れてもらえるとき、「そうなんだな」と納得がいきます。前にも触れた「べてるの家」では、ユニークだったり、壮大だったり、みんなをつなぐことに貢献した幻覚や妄想に、毎年「大賞」を贈っています。だから、みんなが次々に妄想を話します。そうした文化のなかでは、妄想は本人の個性のひとつになっているといえます。

自分に自信がつくことや、何らかの達成感をもてるようになるとき、現実の受け止め方が変わっていきます。ある人は、仲間と取り組んだイベントが成功して大きな自信になったときに、初めて自分の病気が統合失調症であることを受け入れたのでした。周囲はとてもびっくりしました。自分のつらいところに目を向けようという気持ちに、ようやくなれたのでしょうね。

Q48 「デイケアがいやだ、やめたい」といつも言っています。どこまで励ましてよいものでしょうか。

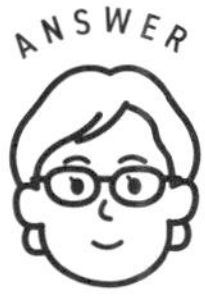

Ｑ34（→99頁）でも触れましたが、デイケアに行きたがらない本人の気持ちを想像することがまずは出発点ですね。本人や家族の話を聞き、チームでじっくりカンファランスをして、とにかく「こうなんじゃないか」という仮説を立てて、それに対して行動してみる、それでうまくいかなければ次のプランを考える、もしくはもう一度本人の気持ちに当たってみるというふうにして、答えを探し求めていきます。うまく正答に至ったときの喜びは大きいし、支援者としての実力や自信につながります。

「いやだ、やめたい」と言う人に対応していると、支援者も意気阻喪したり、相手に問題があると思いたくなることが起こります。うまくいかないとき、「病状が悪いから」というのはとてもよくみられる「理由」です。もちろんそうかもしれないけれど、私たちは支援のプロなので、プロとしてできることを探さないと、ですね。たとえば、何か本人がデイケアで楽しめるものはないか探してみる、といったことです。

私はこれまで、チームにとても支えられてきました。仲間のおかげで嬉しいことは倍に、つらいことは半分になります。あきらめないで何かやれることはないか考えるとき、または思い切って方向転換を考えるとき、チームでの話し合いが背中を押してくれます。いろいろな専門性をもった職種が集まっていると、それぞれの専門の立場から、思いがけない切り口の考えが出てきたりもして、ハッとさせられます。上司でも新人でも、遠慮しないで意見を言える雰囲気が大切です（そうした運営をしていくためには、スタッフたちの理念や努力が必要です）。「やめたい」と言う人への対応は支援者にとってもストレスなので、チームで検討することがとても有効です。

場合によっては、本人の思いを受け入れて、一緒に方向転換してみるとうまくいくこともあります。デイケアにきちんと来られない、途中退出が多いということで、籍を置いてはいるものの前にも後ろにも進めない状態だったある男性を、私は思い出します。聞くと、デイケア通所に気乗りしないとのこと。実際に来所すれば、楽しそうに周りの人とおしゃべりしたりしているのですが。

その男性は、家で母親が病気をしたことがきっかけで、「経済的に厳しいから働きたい」と言い出しました。デイケアの参加ぶりからすると難しいと感じたのですが、一緒に就労支援機関の見学に行くと、パソコンの練習が気に入って参加することになりました。初めは短時間からでしたが、しだいに通う時間を延ばすことができ、元気に通えるようになりました。就労支援機関に通う間に彼女もでき、より元気になりました。

そのときに私が思ったのは、「彼は本当は働きたかったんだ。バレーボールとかゲームとか、遊び中心のデイケアは、いまひとつ彼の気持ちに沿っていなかったんだ」ということです。「まだ仕事は早いのでは」と判断していたのは、彼の気持ちを汲み取れていなかったのだと反省しました。

Q49 一緒に目標を立てるときに、スモールステップで少しずつ進んでいくことを提案したほうがよいのでしょうか。それとも、少し高い目標を目指したほうがよいのでしょうか。

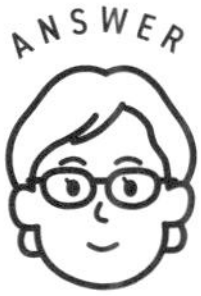

私たち支援者は、教科書通りに、まずは就労などの社会参加を大きなゴールとして掲げ、それを目指して当面の目標を話し合っていくのが一般的だと思います。高い山頂を見据えながら、目の前の坂道を登っていく感じですね。こういうやり方がしっくりくるのは、現実の目標をしっかり考えられて、同時に遠くの目標を持ち続けながら長い間行動できる、認知機能や意欲の障害が少ない人たちです。逆に言うと、なかなか教科書通りにはいかない人たちもたくさんいます。

目の前の目標をもてない人、「どうせ自分は何もできない」と思い込んでいる人たちがいることは、陰性症状に触れた箇所でお話ししました。「目標を立てる」と言われても、そもそもやりたいこと、やれそうなことが浮かばないのです。「何かやりたいことはないですか、と聞かれるのが一番困ります」と話してくれた人もいました。

でも、そういう人たちでも、一緒に楽しんだり、嬉しいこと・悲しいことを分かち合ったりすることはできます。たとえば、支援者が誘ってお料理に参加してみる、みんなで「おいしいね」と言いながら会食して楽しむ、といったことです。「野菜を洗ってもらって大助かりでしたよ。また一緒においしいカレー食べましょうね」と声をかけて、少しずつできる行動を増やしていく。「今度お花見に行くんだけれど、よかったら一緒にどうですか」と少し広げてみる。そうしたことの積み重ねで、楽しめることが増えてくる。それを一緒に話し合って、本人にも気づいてもらう。そのなかで、次のちょっとした目標が見つかる。そんなふうに進んでいくように思います。

カメさんの背中をゆっくり押す感じでしょうか。「どうせ自分なんか、何をしてもダメだ」という敗北主義信念に対しては、認知行動療法で改善していくプログラムが提案されています。興味のある人は論文★をご覧になってみてください。

反対にウサギさんタイプの人は、足もとを見ないでどんどん先の目標に向かってすっ飛んでいきます。じっくり待てない、目標に向けてどう組み立てて実現していくかの計算が苦手という特徴があり、これも脳機能の基盤があります。先ほどのカメさんは、数字の0が出たらなるべく早くボタンを押す課題で、0が出てもすぐにボタンを押せず正解を見逃しやすいのに対して、ウサギさんは間違いでもじっくり検討できずに、0以外の数字でもどんどんボタンを押してしまいます。ウサギさんに付き合うスタッフは、どうしてもお説教したくなりがちですが、そうすると本人は反発し、どこか別の支援機関に飛び出していってしまったりします。Q45（↓129頁）で、こうしたタイプの人が走り出してしまうのを、スタッフもなんとかそばを走りながら、現実から学習していくことを助けるやり方を紹介しました。やってみるとけっこうスリリングで、「この前はこう言っていたけれど、今度は違うことなの？」という調子で、毎回ハラハラさせられます。ですので、支援者のタイプとして、支援が面白いと感じる人と、苦手な人がいるようです。

ＳＳＴや家族心理教育プログラムでは、問題解決技能訓練にグループで取り組みますが、このやり方はウサギさんにも有用です。仲間や家族やスタッフなど、数人のグループで、本人のやりたいことについて複数の選択肢を考え、それぞれのメリット・デメリットを挙げていきます。スタッフは本人になったつもりでアイデアを考えたり、家族の立場で考えたりしながら、バラエティに富む選択肢を挙げて、みんなで十分検討できるようにします。そのうえで、それぞれの人だったらどういうやり方をするか考えてもらって、それを参考に最後は本人が決めます。現実を丁寧に吟味することが苦手なところを補う、うまいやり方だと思っています。

「カメさんタイプ」や「ウサギさんタイプ」は、行動する際のその人なりの特徴で、回復の過程で大きく変わっていくことはあまりないようです。ということは、教科書通りに「大きな目標を掲げて、それを目指して少しずつステップを踏む」というやり方は、実際にはあまりうまくいきません。支援者がそうした行動の特徴を把握して、本人のパターンに合わせて目標を掲げてともに進みながら、普段の生活がうまくいく体験をすることで、支援者と当事者の間で、行動の仕方について合意ができてくるという感じです。

あるウサギさんタイプの女性は、「アルバイトがしたい」「声優になる」などと突然言い出して行動しようとするのですが、現実の準備が追いつかないので頓挫してしまい、「何をやってもダメだ」「死にたい」と言っては支援者をハラハラさせていました。支援者は本人の話に付き合いつつ、アルバイトなどをすることのメリットとデメリットを考えてもらいます。アルバイトを始めて結局やめてしまったときに、できたこと、頑張れたことをねぎらって、本人の評価が「やっぱりダメだ」という極端なものにならないようにしながら、どんな目標が適切かを一緒に考えていきます。こうしたことを繰り返しているうちに、支援者という現実の指針を、少しずつ利用してくれるようになるように思います。

★ Velligan, D.I., Roberts, D., Mintz, J. et al.: A randomized pilot study of MOtiVation and Enhancement（MOVE）training for negative symptoms in schizophrenia. *Schizophr Res* 165: 175-180, 2015.

Q50 すぐに異性を好きになって、調子を崩します。どう対応したらよいでしょうか。

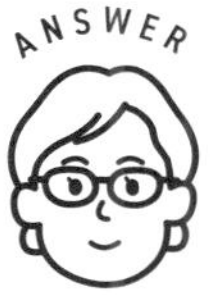

異性を好きになるのはとても自然な感情ですね。でも、手痛い失恋にあって橋から飛び降りようとしたり、もう二度と恋に陥るまいと考える人もいます。苦しい目にあってしばらくはその経験を避けるのもまた、人間として自然な理なのですが、そうした失敗にうまく学べない人たちもいます。恋心を抱いて、その舞い上がった気持ちのなかで調子を崩してしまい、恋どころではなくなったことがあるはずなのに、半年もたたないうちにまたほかの人を好きになる。いったいどうなっているのだと、支援者としては呆れてしまうかもしれません。そのように失敗から学べないことも、脳の不調として理解することができます。

ある女性は、ちょっとした交流があるとその相手が好きになり、夢中になって毎日が楽しくなって、その人に会えないかと足しげく外出します。そのうちに相手の人への妄想が出てきて、夜眠れなくなり、調子を崩してしまうのです。そういう人は結婚の話題にも敏感ですので、幼馴染の結婚の知らせが来ただけでも調子を崩します。本人もわかっていて、「またやっちゃった、私って恋愛すると具合が悪くなる」と言っているのですが……。

でも気づいたら、だんだん大崩れしなくなってきたように思います。支援者も心得ていて、「また来た」と思って手当てするからかもしれません。周囲でみんなが、「調子崩さないでよ」と忠告するのです。

その人は四〇代になって、大きな恋愛をしなくなりました。「私は人を好きになるのはダメだから。結婚もできないみたい」と本人は言います。でも私は、そういう自覚が出てきているので、今度こそ穏やかな恋愛ができるかもしれない、もしかすると結婚できるかもしれない、と思ったりしています。

ある女性は、大学の先生に恋愛感情と妄想が入り混じった体験をして、その後ずっとその先生についての妄想が残っていました。私は、きっと恋愛はその女性にとって大事な人生のテーマなんだと感じていました。就職して仕事が安定し、「婚活がしたい」とその女性が言ったときに、私はすぐに賛成しました。けっこうモテて、デートにずいぶん誘われたようです。ところが本命の男性がなかなか誘ってくれず、やきもきしているうちに、華々しい妄想症状が膨らんで、混乱してしまいました。そのときはドクターストップの形で、薬を増量し、婚活はしばらくやめて、仕事に専念することにしました。仕事は疲れるだろうと、働く時間は短くしてもらいました。

妄想はしばらく続き、現実の生活が落ち着いて、もとのように仕事がしっかりできるようになり、趣味である絵画も楽しめるようになるまで二年かかりました。その女性はその後ずっと仕事を続けており、職場でも安定した戦力として頼られ、家でも年老いた両親のケアをしています。結婚の話は、本人からまったく出なくなりました。主治医である私としては、その点にいささか残念な気持ちが残っています。

そのうちになんとかなる、そう思って付き合っていくのがよいように感じています。

Q51 「人と交わるのは疲れる」とのことで、ずっと周囲と交流せず一人暮らしをしています。何かよい支援はありますか。

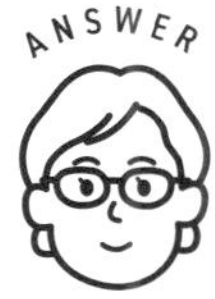

こころの病気になった人で、人と付き合うのがとても疲れる、相手にどう思われているのかいつも気になってしまう、自分は人に好かれない、といった思いから、一人で過ごすようになる人がいます。そこまでくるのに、ずいぶんと苦労があっただろうと思います。

統合失調症の当事者のなかにも、そうして静かに自分の人生を送る人は少なくありません。社会の荒波に揉まれないので、純粋な気持ちのまま年齢を重ねていく人が多いように感じます。世事に疎いので、支援する側としては心配ではありますが。

病気をした、近所の人とトラブルがあったなど、一大事が持ち上がったときに、こうした人はもろく崩れてしまうことがあります。そうはいっても、静かに日々を送っている人に対して、支援者に何ができるでしょうか。気にかけて寄り添ってくれる、生活の様子を聞いたり心配なことがないか尋ねたりしてくれる人がいるだけで、ずいぶんと安心できるのではないかと思います。定期的な通院や訪問が、一筋の糸のように、世間とつながるよすがとなるのかもしれません。

時折仲間の集まりに誘ってみたり、おいしいと評判の食堂に一緒にご飯を食べにいったり。無理のない範囲で、世間を広げるサポートはとても役立ちます。支援者は、そうした一筋の糸であることを自覚して、細く長く付き合ってほしいと思います。また、血縁の人やご近所さんなど周囲の人が、そっとでよいのでつながっていくことを支援できると、いざというときの備えになります。

自分の殻のなかで生活しているといっても、過去に元気だった頃のことが財産になっている人もいます。ある五〇代の男性は一人暮らしで、近所の人が嫌がらせをするので引越したいといつも言うのですが、お金の心配もあり、実際には動こうとしません。若い頃に、浅草のお祭りでおみこしを担いだのが楽しかったそうで、今でもフラリと浅草を訪れています。バスの運転手をしていたことがあるので東京の街並みにくわしく、天気のいい日に自転車でブラブラ出かけることも楽しみにしています。

そうした話をしてくれるときには、生き生きとして、嬉しそうです。そして、いつも興味をもって話を聞いてくれる支援者が大好きな様子です。

少し離れたところに妹さんが住んでいて、時々様子を見にきてくれます。診察にも同伴してくださることがあり、生活ぶりや健康状態などを妹さんと共有して見守っています。

そうした彼の楽しい話を聞いてくれる仲間を増やしたいのですが、本人は一人の生活を広げる気持ちはなさそうです。世間と離れていたほうが平和なのかもしれません。もちろん統合失調症の社会性の障害が基盤にあると思いますが、一人の人として、そうした生き方を選び取っているように見えます。

Q52 再発や再入院で本人が自信をなくしてしまうとき、どう対応したらよいでしょうか。

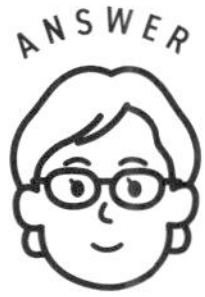

仕事が順調で、すっかり元気になったと思っていたとき。もう大丈夫だと思って、思い切って薬をやめてみたとき。思いがけない再発に足をすくわれることがあり、本人はもとより、家族や支援者も落胆してしまいます。

残念ですが、再発・再入院により、障害が重くなったり、幻覚や妄想が治りにくくなる場合のあることが知られています。また、出直そうという気持ちが起こらないこともあるかもしれません。何より、「やっぱり病気は治っていなかったんだ」「自分はこの病気から離れられない」という思いは、本人にとって非常につらいものであり、希望を打ち砕くことになりかねません。

ですけれども、一度回復してきた道をたどり直すことは、前より容易ではあります。支援者の側にも、どうすればまた元気になっていけるかについて、経験の蓄積があります。適切な時期を見て、もう一度出直すことは十分可能です。本人の挫折感に寄り添いながらも、支援者は次のチャレンジへとそっと背中を押していくことができます。

立ち直っていった先輩の経験は大きな力になります。そうした人の話を聞く機会を設けたり、支援者がかわりに経験を伝えるのもよいでしょう。過去に調子を崩してしまった状況を知ることも、その後の糧になります。支援者にとっても、こうした経験をした人の話はとても参考になります。時間をかけて回復していった人が再発でまた調子を崩すのを見ると、経験の浅い支援者はがっかりしてしまうことがありますが、それをどう乗り越えていくかのヒントが、当事者の話にはたくさん詰まっているはずです。

自分でそうとわからないままに病状が悪化し、混乱のなかで、徐々にもとの生活に戻っていくとき、悪化のきっかけや調子が悪かった時期のことを本人が認識できていないことはよくあります。そんな場合には、〝懲りずに〟また同じ失敗を繰り返したり、「具合は悪くなかった」と、新しくやりたいことに取りかかろうとしたりします。

本人にとって、そうした認識をもつのはかなり難しいものです。病状が重い状態からの回復を一緒に経験してきた支援者が、「こういうことがあると、その後、調子が悪くなるね」「具合のよかった頃からすると、まだ本調子ではないと思うよ」などと、わかりやすい言葉で現実的な認識を返していきます。この支援者と自分は苦楽をともにしている、自分の気持ちをわかってくれている、といった日ごろの信頼関係が大切で、それがないと、「この支援者は自分のことをわかってくれない」となりがちです。本人と支援者の間で、その人のよいところ（いつも精いっぱい頑張っている、など、本人の価値観に沿ったほめる点がきっとあります）や、（事の良し悪しはともかくとして）「この人だったらきっとこう考えるよね」といった理解を共有することが役立ちます。

安全な治療の場で、安心できる仲間とともに調子を崩したきっかけを振り返ることは、技術や経験が必要ですが、再発のきっかけを本人が多少なりとも認識する手助けになります。ある女性は、入院してすっかり幻覚や妄想が落ち着いたので、母と一緒に自宅に外泊しました。ところがすぐに戻ってきてしまい、すっかり混乱していました。どうしたのか尋ねても、母も本人も「とくに変わったことはなかった」と言います。帰宅して何をしたか聞いてみると、調子が悪くて長らく美容院に行っておらず、髪が伸びているのを本人が気にしていたので、妹さんが気を利かせて髪を切ってくれたのだそうです。ところがその後から落ち着かなくなり、具合が悪くなって帰院したのでした。

私が提案をして、看護師さんが妹役になって、髪を切る場面を再現してみました。すると急に、「妹はわざと髪を短く切ったんだ。私のことを恨んでいるから」と言い出しました。聞いてみると、数年前、その人の入院が近所でうわさになっており、そのために妹が学校でいじめられるということがあったそうです。妹は「お姉ちゃんのことを恨む」とポツリと言って、その後から姉妹は疎遠になっていました。そのときの生々しい感情が本人のなかで蘇って、急な不安が生じ、幻覚妄想状態に陥ってしまったようです。妹さんとの和解が大切な治療目標だと、このとき私は感じました。

Q53 福祉事業所に通いながら一人暮らしをしていますが、生活全般、スタッフに頼りきりです。自分の病気についての認識も薄いです。どうしたら自立を促していけますか。

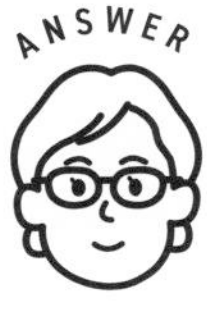

陰性症状の話はこれまで繰り返してきましたが、統合失調症では、自発性を奪われてしまうことが起こります。「どうせ自分はダメなんだ」という思いがあれば、誰でも自分から頑張ろうとはしないですよね。挫折の積み重ねのなかで、自分の人生を投げてしまっている人もいると思います。自分を見つめること、自分の病気を知ることは、そうした人にとっては、避けたい、つらいことでしょう。

そうした当事者にとって、安心して頼れる人はとても貴重な存在です。つまり、支援者であるあなたですね。家族も「いいかげん自立したら」と厳しく言ったりします。そうしたなかで、変わらず見守ってくれる人は貴重です。

そうはいっても、なんとか生活を続けていくと、少しずつできることが増え、自負心が芽生えたり、その安定ぶりから仲間に信頼されたりすることも出てきます。もちろん、ずいぶんと時間はかかるでしょうが、焦らないで、とにかく本人なりの生活を支えていくことが大切です。

ある五〇代の女性は、父母に促されて、こころの準備ができないままに一人暮らしを始めました。

ヘルパーが週二回、訪問看護師が週一回やってきて、本人の生活に気を配ってくれます。通院は二週間に一回で、ソーシャルワーカーがお金の管理の相談に乗っています。

彼女は「外に出るとものをとられる」と言って、ほとんどひきこもりの生活を送っています。家事はすべてヘルパーさんに任せ、薬物管理は訪問看護師任せです。唯一の楽しみは、大好きな英会話の本を買いに出かけることです。それ以外は何ごとも人任せで、自分からやろうとしません。

関係者が集まって協議しました。支援者に頼りきりに見える生活のままでよいのかという意見もあったのですが、とにかくみんなで分担して支えていこう、そのなかでやれることを増やしていこう、という結論になりました。試しに一緒に味噌汁を作ってみる、それを関係者で共有して、作れてよかったと喜ぶ。台所のシンクも一緒に磨く。そうした取り組みを続けるなかで、英会話を活かして東京オリンピックでボランティアができないか、という夢が出てきました。

考えてみると、彼女はよく一人暮らしを続けているな、と思います。支援者に信頼感をもてないまま殻に閉じこもって、周りから見ると心配な生活をしている人もいますが、彼女はしっかり支援を受けています。受け身かもしれませんが、周りとつながっていけることは、彼女の強みです。支援者との共同作業で生活を作り上げているんだ、という思いでかかわれば、違う見え方が生まれてくるように思います。

Q54 寂しいから話を聞いてほしい、自分のことを心配してほしいという態度で、たびたび電話があります。支援者としてどうしたらよいのか、困っています。

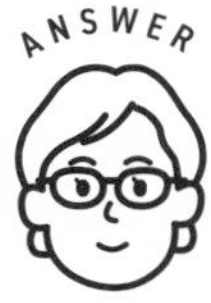

たびたびの電話は疲れますよね。しかも繰り返し同じことを言われたり、確認されたりすると、「いいかげんにしてほしい」と思うのは自然です。これまで、過剰に周囲に依存しては見捨てられた、といった経験が本人にあるのかもしれません。電話に回数制限を設けるといった話もよく聞きますが、本人が納得していなければうまくいきません。結局支援者が疲れて、関係が破綻してしまう――本人にとっては過去の失敗の繰り返し――ということが起こります。

どうしたら、本人が支援者に頼りきりにならないでやっていけるでしょうか。ある人は、突然の母親の死で一人暮らしになり、周りから見られている、嫌がらせをされているという思いが強くなり、週三回訪問してくれているヘルパーや訪問看護師に繰り返し電話するようになりました。多いときは一日十数回の電話があります。困った支援者たちが、病院の主治医を交えて関係者会議を開きました。そこで確認されたのは、本人の心細さです。また、被害的になりやすいので、人の集まるところに参加することは今までうまくいっておらず、訪問してくれる支援者が唯一の頼みの綱だということでした。

主治医は、「もっと具合が悪くなるようであれば、病院で引き取りますので、なんとか本人を支えてほしい」と関係者を励ましました。その後から、たびたびの電話に辟易して、なるべく話を短く切り上げようとしていた支援者たちが、もう少し時間をかけて話を聞くようになりました。それはもちろん本人によい影響があり、安心感が増してきました。電話の回数はまだ減っていませんが、支援者の対応が受容的に変わったせいか、「嫌われているのではないか」と思ってしつこく何回もかけてしまうといった、本人にとっても支援者にとっても不快な電話はずいぶん減ったようです。

関係者がチームになって支えることは、非常に大切です。一人ではとても支えきれません。先ほどの人は、支援者と一緒に、大好きなイヤリングを探しに外出したりすることも試みるようになりました。食事の用意もヘルパーに頼りきりだったのが、自分で簡単な料理を作ってみることを始めました。その後、ご近所とのトラブルから入院せざるを得なくなりましたが、「みんなで頑張った」という経験は残りましたし、本人にとっても、「安心して頼ることができた、自分は人に迷惑ばかりかける邪魔者ではない」という思いをもてたことは、意味があったと思います。

Q55 当事者のコミュニティは、どう作っていったらよいでしょうか。

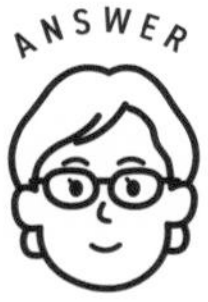

あるクリニックでは、当事者も支援者も分け隔てなく、いろいろな活動をしていますし、ピアサポーターもたくさん育っています。スタッフ同士も、相手が医師でも遠慮なく意見を言っています。そういう環境では、力のあるスタッフ、力を発揮するピアサポーターが育ちます。

どうやってそういうコミュニティを作ったのか聞いてみたら、デイケアを始めた当初は人数が少なく、たまたま冬場だったので、たびたび鍋を囲んでの食事会をしたそうです。鍋は上下関係なくみんなでつつけますので、なるほどと思いました。

みんなでイベントを企画するのもとてもよい方法です。スタッフが下ごしらえをして、当事者が参加するというのはダメで、みんなで一緒に作っていきます。もちろん経験や専門知識などには差があるので、力に応じて分担を考えますが、そうした取り組みのなかで当事者の人たちの思わぬ力が発揮されて、びっくりします。バレーなどのスポーツ大会、他の機関との交流会、当事者の卒業式などは、みんなで作り上げるのにとてもよい機会です。卒業していく人たちの言葉は素晴らしいですよ。みんなが奮い立ちますし、涙する人もいます。

私が以前勤めていた病院のデイケアでは、年一回、泊りがけのバス旅行をしていました。旅程から当日のおやつまで、もちろんスタッフもかかわりますが、当事者の人たちが準備をします。何より楽しかったのは夜の宴会で、一グループ数人に分かれて出しものを準備するのですが、寸劇あり、歌と踊りあり、手品ありで、すごく盛り上がります。ほかのグループに内緒で、隠れて準備します。衣装や小道具も手作りです。ある年は、私たちのグループは寸劇で「ヴェニスの商人」のパロディ版をやりました。ある当事者の人が脚本を書いてくれ、私にも端役が当たり、一生懸命セリフを練習しました。その練習が楽しかったし、当日無事終わったときの達成感はなんともいえないものでした。宴会の後は、みんなでこっそり集まって、修学旅行のように遅くまで話をしたのですが、保護室の体験が過酷だったことが自慢話になったりして、大笑いでした（産科で、無事お産の終わった人たちが、いかに自分のお産が大変だったかを自慢し合うのに似ていました）。

そうしたバス旅行の後は、仲間同士がぐっと近くなり、大きく階段を上がるようにして、回復していく人たちがいました。残念なことに、そうした流れにうまく乗れず調子を崩す人もなかにはいて、明暗が分かれるので、そこはスタッフとしては難しいと感じるところでした。みんなが元気になることが目標なので、スタッフは反省会をして、どうしたら全員が元気になれるのか議論します。

こういうコミュニティを維持していくのは、堤防の見回りに似ています。意識をもって、堤防の劣化がないか見回り、小さな穴もすぐにふさぐようにする。そうした日々の目に見えない努力が必要なのです。それは一人だけで行うものではなく、コミュニティにどんな補修が必要かが報告され、スタッフ間に、内容によっては当事者も含めた全員に共有されます。昨今のコロナウイルス騒動で不安から来所できなくなっている人をどうサポートできるか、といったことも話し合われます。
先ほども書きましたが、スタッフは当然、社会経験も専門家としての知識もあり、パワーがあります。同時に、当事者の人たちがくぐり抜けてきた病気との闘いに対して、私たちはリスペクトをもっています。そして彼らの経験値を大切にし、専門家の知識と合わせて、回復を目指して一緒に活動するのです。

一緒に取り組む活動のなかでも、統合失調症とどう付き合うか――持続している症状との付き合い方、障害を抱えながら社会生活していく知恵、自分自身の生き方を取り戻していくプロセスなど――は、当事者が主人公となって経験を伝えてくれ、支援者はそこから多くのことを学びます。そして支援者は、専門家として学んだ知識を差し出し、当事者に役立ててもらうのです。まさに共同創造（co-production）の活動で、当事者と支援者が一体になって取り組めるものだと思います。

Q56 当事者同士の関係がうまくいかず、よくトラブルがあります。どうしたらお互いのコミュニケーションがよくなりますか。

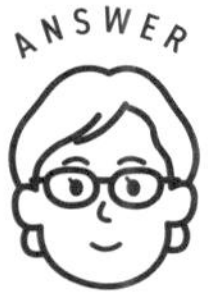

Q55（↓154頁）で書いたように、よいコミュニティを育てるためにはそれなりの努力が必要です。もともとは人付き合いが苦手だったり、人が怖かったり、周りの状況がうまくつかめずに行動してしまったり、経験が乏しいために社会的知識を学ぶ機会が少なかったりする人たちが集まる場ですので、お互い交流しやすい仕組みを作らないとうまくいきません。私が考えるよいコミュニティの条件としては、以下のものがあります。

◎いろいろな個性の人が受け入れられる場であること
◎それぞれの人が自分なりの役割をもって活動できるように工夫されていること。また、その人の力や興味に応じて活動するためのサポートがあること
◎自分のやりたいことを選択する自由があること
◎大勢が苦手な人には、一人または少人数で過ごせる居場所があること
◎コミュニティを壊しかねない活動については制限があること（金銭の貸し借り、宗教の勧誘など）

聞くところによると、放課後の交流が禁止されているデイケアや、お互いのメールアドレスの交換を禁止している福祉事業所があるとのこと。おそらくトラブル防止のためと思いますが、たとえば、伝えたくない人にはメールアドレスを聞かれても上手に断るとか、メールアドレスを交換しても迷惑にならない範囲でやりとりするなどは、どんな社会に入っていくにしろ、重要なスキル・社会人のマナーです。せっかくそうしたスキルを学べる場所で、禁止という形で学ぶ機会を奪ってしまうのはもったいないと思います。

このごろでは、ＳＮＳやブログなど、自分のプライバシーをネット上で公開する手段がどんどん増えています。人と人とのやりとりもネットを介するものが大きな割合を占めるようになっていますので、それをどう使っていくか、依存しすぎたりトラブルにならないためにどうしたらよいかを、しっかりどこかで学んでおく必要があります。その場所として適当なのは、中学校や高校でしょうか。不登校の人では、サポート校やデイケアなどでしょうか。いずれにしても、社会生活を送っていくうえでは、今の時代、重要な知識です。

けんかや、急接近した男女の周囲が眉をひそめるような行動といった、コミュニティの平和を乱す出来事は、病院でも、デイケアでも、福祉事業所でもよく起こります。スタッフは平和を保つために、お互いが距離を保って行動することを要請しがちです。しかし、本人が社会生活を送るうえでもきっとぶつかる課題や、人付き合いの特徴がせっかくみられるわけですから、それをどう治療的に使うか、つまり本人がどうしたらもっとよい対人スキルを学習できるか、という視点でかかわることが一番大事だと思います。

こういうときに、看護師長などの集団の管理者は、コミュニティが壊れないことを優先してしっかり管理を行い、個々の当事者の担当スタッフは、その人の成長や学習を重視することがお役目です。たとえば、恋愛中のカップルに周りの人が過敏に反応して集団が不安定になっているので、もう少し行動を自粛できないかという管理者の立場と、恋愛中の若いカップルが二人の関係を育む経験を大切に考えたいという担当スタッフの思いは、いずれも理があるものです。よく話し合って、どの立場を優先させるべきか、もしくはどう折り合いをつけていけるか、その都度みんなの納得を得ながら対応を決めていく必要があります。スタッフミーティングで、立場を超えて意見のやりとりができることが大切ですね。このあたりの考え方やノウハウは、拙著『こころの回復を支える 精神障害リハビリテーション』(医学書院)にくわしく書きましたので、ご覧になっていただければと思います。

Q57 薬をたくさん飲んでいて、仕事中も寝ていたりします。どうしたらよいでしょうか。

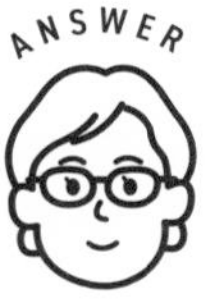

薬が本人に合っているのかどうか、家族や支援者も気になることが多いと思います。それを探すのは当事者と主治医の二人三脚であることをQ05（→23頁）で、「合っている薬」はどんなものなのかということ、診察では、幻覚や妄想だけではなく、普段の暮らしを当事者からしっかり伝えることが大切です。当事者に加えて、家族や支援者が生活の様子を伝える機会があると、主治医は薬が合っているかどうか、もっと判断しやすくなります。

夜しっかり睡眠をとっているのに昼間眠そうだったり、よく横になっているようであれば、薬の量が多すぎるため過鎮静になっている可能性があります。何だかいつもイライラしているようだが理由がわからない、といったことがあれば、抗精神病薬の副作用かもしれません。当事者はもちろん理由やきっかけがあって調子を崩します。その道筋が見えないときには、薬の副作用も疑ってみてください。

そうした情報をどう主治医に伝えたらよいか、困っている支援者が多いでしょうか？　薬物療法は医師の専権事項で、ほかの職種は薬については素人なのだから口出ししてほしくない、という医師がもしいるとしたら、それはずいぶんと狭量な医師だと思います。当事者の生活の様子をつぶさに観察している身近な人たちには、薬の効果や副作用がよくわかります。また、生活のなかから調子を崩すきっかけを見つけやすく、診察室にこもっている医師よりも薬の効果をずっと冷静に見ているとも私は感じています。

そうはいっても、実際に医師が不機嫌になったりするので困ることがありますか？　まずは当事者が、薬について困っていることや、してほしいことを、医師にしっかり伝えるのがよいと思います。そのためのSSTもありますね。何よりそれは患者としての権利であることをぜひ知ってほしいです。

単に権利というだけではなく、薬を飲む体験をしているのは本人なのですから、その体験が薬の調整のよりどころです。たとえば血圧の薬は、血圧計で測定することで調整していきますが、こころの病気の場合には、本人が体験していること、それ自体が薬物療法の標的です。本人がうまく体験を説明できない場合には、医師が「こんなことが起こることもあるけれど、どうですか？」と表現を助けます。その助け方、体験の引き出し方に、医師の薬物療法の腕が現れると感じています。ほかの職種の人たちも、本人が体験を伝えやすいようにサポートをしていただけることを期待します。

カンファランスなど、多職種で議論できる場も大切です。作業中によく居眠りしていることを、作業療法士は事実として伝えることができます。いろいろな職種が、多面的な目で見て気づいたことを統合していく場がカンファランスであり、毎日の申し送りやスタッフミーティングはそのミニ版としてとても大事です。私が病棟のとりまとめ役をしていたときは、欠かさず朝の申し送りに参加していました。そこが一番患者さんの情報が集まる場だからです。病棟の雰囲気やスタッフの状況もよくわかります。また、当事者が元気に日々の活動をしているということは何よりの回復の目安であって、幻聴が減ってきているなどの症状レベルは、回復の一部を表現しているに過ぎないと思っています。

Q58 当事者の言動が病気の症状なのか、もともとの性格なのか、わからないことが多いです。

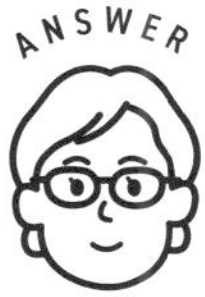

長年こころの病気であった人の場合、たしかにちょっと付き合っただけでは、ある言動が病気に基づく障害なのか、元来の人柄や行動傾向なのかわかりにくいことがあります。そうした言動は、何ごとによらず消極的であるとか、責任やリスクを伴うことは回避する、よくサボる、文句が多いなど、ネガティブなものが多いのではないでしょうか。

生活の障害（disability）という点では、性格でも病気でも同じで、たとえば「しばしば作業を休んでしまう」ことに対して、どのような支援をしていくとよいか、どのような環境が望ましいかと考えていくことになります。つまりその場の支援という意味では、病気であっても性格であっても、大きな違いはないかもしれません。

私は、その人の成育歴や現病歴を、じっくり時間をかけてうかがうことをとても大切にしています。そのなかで、育ってきた様子や、得意なこと、夢や希望、家族の思いなどがよくわかりますし、こころの病気になって何が変わったのかも見えてきます。疾患によるものと考えるべき変化もあります。また、こころの病気になって入院したことで、学校を退学したり仕事を失ったりするなかで大きな失望や挫折感を抱き、以前のように積極的にチャレンジできなくなったり、逆に焦りがちになって、前もって考えずにいきなり行動してしまう人もいます。

精神症状は、その人の考え方や行動に大きく影響することがあります。陰性症状についてはこれまでたびたび触れてきましたが、被害的な幻聴や注察妄想など、周りへの安心感が揺らぐような症状も、その人の世界とのかかわり方を変えてしまいます。人生のうえで大きな失敗を味わった人の生き方が、その後変わってしまうようなものかもしれません。

こころの病気によって被った当事者のハンディや苦労がわかると、自然とその人へのリスペクトの気持ちがわいてきます。それは、今後の支援をどう考えるのか、当事者の人柄をどう見るのかに大きな影響を与えます。また回復の道筋のなかでどう変わっていけるかということも、見えてくる可能性があります。その人が元気で輝いていたときのことがわかると、本来もっていた力や人柄が見えてくるからです。

私はいつも、ある四〇代の女性のことを思い出します。一〇代から不登校で苦労し、その後、統合失調症となって、何回も入院しました。幸いデイケアを経て、通信制高校を卒業し、アルバイトの経験もして、今は家庭で家事を担いながら生活しています。ずっと持続的な妄想があって、本人は苦しんでいますが、なんとかうまく付き合うことができています。短兵急に極端な行動をとってしまったり、被害的な見方にとらわれてしまうところがありますが、人なつこくて明るく、お年寄りに優しい人です。こころの病気からくる認知機能障害がはっきりありますが、彼女の懸命な生き方にくるまれて、愛すべき人柄と周りからも思われているのではないかと思います。

Q59 昼夜逆転していて、生活リズムが乱れています。どう対応したらよいでしょうか。

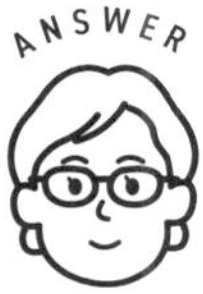

支援者から見てハラハラするような生活をしている人は、少なくありませんね。生活リズムがめちゃくちゃで、まるで四八時間が一日のように生活している人、際限なくネットゲームをしていて、ゲーム機を握りしめたまま倒れるように寝ている人、お腹がすいたら何か食べるということで、一日何回食事をするかはっきりしない人、などなど……。

もちろんそんな調子だったら、服薬も規則的にできていないはずです。ごみがたまって、近所迷惑になっているかもしれません。こころにも身体にも、それから家族にもよくない生活です。セルフコントロールがうまくいかないということもあるでしょうし、毎日行くところがないから、社会的な強制力が働かないままに生活しているということもあるでしょう。人生に希望がもてないから、とにかく目先のことをやっている、ということもあるかもしれません。

ある人はグループホームで一人暮らしを始めたときに、「高校まではとにかく我慢して、毎日きちんと生活して、やりたいこともできなかった。病気で親に迷惑をかけた。今は我慢しないでやりたいことをやっている。疲れるまでゲームをしたりして、明け方四時になって眠剤を飲んで寝ている。それでもデイケアには間に合うしね」と言っていました。気持ちはわかるけれど、世話人はとてもハラハラしていたと思います。この人は調子を崩すこともありながら少しずつ軌道修正して、明け方まで起きているということは徐々になくなってきました。障害者就労をしてからは、夜一二時には床に入り、薬も決めた時間に飲んでいるそうです。本人なりの試行錯誤のなかで、やりたいこと・やるべきことに出会い、変わっていくことができたのだと思います。

支援者がそれを待てずに、「きちんと寝る時間を決めるようにしたら」「変な時間に薬を飲んでいたら調子悪くなるよ」と注意を繰り返していたら、本人は、親に反発したように、支援者に反発したかもしれません。「支援者の理解がないからイライラさせられる」とうまくいかない理由になり、自分で学習していくことにはならなかったかもしれません。

そうはいっても、やはり病状が心配になることはあります。当事者も同意して支援者と一緒にやっていこうということになれば、定期的に訪問して食事や服薬を見守ったり、モーニングコールをしたり、持効性注射薬を利用したり、デイケアに同伴して参加を助けたりといったことができます。本人が「やらなくては」と思っているのに、なかなか自分でうまくできない場合には、本人のやりたいことをまずは確認して、それを助けるために支援者が動くことも考えられるでしょう。本当にやりたいことでないと結局うまくいかなくて、支援を中断せざるを得なくなります。反対に、本人が目標を見出すと、ぐんぐん変わっていく場合もあります。支援がうまくいかないときに、本人の変わっていこうとする方向に沿っているかどうか、複数の目で見て検討することが役立つと思います。

Q60 かなり水分をとっている、間食が多い、太ってきているなど、身体によくない食生活をしています。

ANSWER

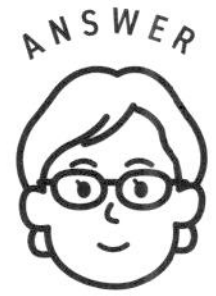

重いこころの病気を抱えている人は、身体的な健康にも問題を抱えやすく、寿命が一般人口よりも短いことが世界的に報告され、あちこちでその対策が議論されています。わが国でも、こころの病気を抱える人の身体的な健康を守るための取り組みが始まっています。

Q06 （→26頁）で、当事者ができることを整理しています。またQ36 （→105頁）では、周囲ができることについて書きました。本人の体重の変化や、服装、体調などは、身近で活動している支援者が気づきやすいところです。本人の健康について、話題にできるとよいですね。健康について学ぶプログラム、運動など身体活動を行うプログラム、安くておいしくて身体によい食事を作って食べる会、一緒にダイエットをする会など、支援者が工夫して、みんなで身体の健康に取り組む土台を作っていってほしいです。そして、「専門家が健康を管理する」ではなく、「当事者自身が意識して身体の健康を守る」方向へと後押ししてほしいと思います。

水の過剰摂取（過飲水）は、実は重いこころの病気では対応が難しいことがあります。一日数リットル程度の水分摂取なら、腎機能が正常であれば余分な水分は排泄されますが、一〇リットルなどの大量の水を摂取すると、一日の間に数キロの体重変動があり、排尿も頻回となります。血液成分の異常が起こり、吐いたり、けいれんを起こすなどの異常が出てくる状態は「水中毒」と呼ばれており、緊急入院が必要になります。意識の障害も起こります。

過飲水の原因は複合的と思われますが、まれに水分の排泄をコントロールするホルモンの異常が基盤に存在することがあります。それは血液検査で突き止めることができます。抗精神病薬の影響があるのではないか、という意見もありますが、確証はありません。しかし、心配した主治医が処方を変更することもあります。

飲水依存とでもいうべき嗜癖行動もかなりあると思います。イライラ、強い不満、いてもたってもいられない不安などから、たびたび水を飲んでしまい、一日の摂取量が相当多くなってしまうのです。こういう人たちは、のどが渇くから水を飲むといったレベルではなく、一気に大量の水を飲み続けてしまうことが特徴で、水中毒を起こすことがあります。先ほども書いたように、水中毒は入院して治療しないと、生命にかかわります。

そうではないけれど、水依存が心配である、実際に血液検査でも水の大量摂取がわかっている（血液中のナトリウム濃度の低下、尿の比重の低下など）といった場合には、主治医を中心としたチームを組んで、水を飲むことに代わる行動や、自分で飲水を制限する行動を支援していきます。

まずは、二リットルの水の入ったペットボトルを本人に渡して、それを何時間で飲み切るか、一緒に検証してみることをお勧めします。一日にトイレに行く回数も参考になります。そのなかで、苦しいからつい水を飲んでしまうという本人の思いを、支援者との間で共有できるとよいですね。

水を飲むと注意されるので隠れて飲む、知らないうちに飲む量が増えるというのは、アルコール依存とまったく変わりません。「飲まないようにしようね」という注意は、かえって逆効果になることもあります。飲水量をコントロールしようという意欲を本人にもってもらうことは至難の業で、これまた依存症に通じるものがあります。飲むことのメリットが本人にあるわけですから、それを理解する、水を飲むきっかけを探す、やめたいけれどやめられない葛藤を理解するなどは、依存症の治療と同じです。そして、水を飲むことの代わりにできる行動として、氷をなめたり、ガムをかんだりといった工夫を一緒に探していきます。

いずれにしても、過飲水はなかなか手ごわい病態で、これという決め手がなく、みな試行錯誤で苦労しています。チームで取り組むこと、失敗を恐れず根気よく取り組むこと、失敗してもがっかりしたり本人を責めたりしないことが大事だと思います。

Q61 同じ職場に統合失調症の人が働いているとき、どのような支援をするのがよいでしょうか。

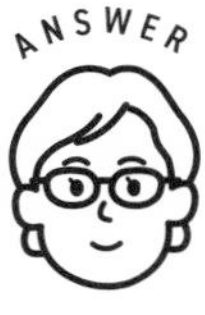

同じ職場にこころの病気の人がいる場合、「個性があって真面目」「ちょっと経験不足」といったように、ほかの人を見るのと同じ目で見て受け入れてほしいと思います。みんな仕事がしたいと願ってきて、職場に入れたことをすごく喜んでいます。「夢がかなった」と思う人もいます。ただ、緊張してなかなかそこをうまく表現できないのです。

不器用だったり、恥ずかしく感じて、わからないことを聞けないことが多いので、繰り返し丁寧に教えてあげてください。ほめてもらえると安心して、自信がつきます。間違ったときには、どうしてだったか一緒に考えてあげてください。何か理由があるはずです。これって、高校を卒業したばかりの新人を教えるのと一緒かもしれませんね。

こころの病気の人は、注意の維持が苦手、耳から聞くのが苦手、複数の課題を指示されると混乱しやすいなど、人それぞれの障害を抱えていることがあります。その対策も人によって異なります。普段は職場にいなくても、医療機関の支援者や、就労支援機関の担当者がついていることが多いので、ぜひその人についての情報や、支援方法を教えてもらってください。関係者でどうやって連携していくか、チームのありようがとても大切です。チームがうまく機能していると、仕事も長続きするといってても過言ではありません。このあたりは拙著『こころの回復を支える　精神障害リハビリテーション』（医学書院）にくわしく書いていますので、読んでいただけたらと思います。

たとえば急に仕事を休んでしまったり、調子が悪そうだったり、どうしたらよいか迷うときにも、チームの誰かに相談することになると思います。必ずそれなりの事情や症状があり、それによって手当てが違ってきます。「急に」とならないように定期的に上司が面談したり、連絡ノートで調子をチェックしたり、困っていることを尋ねやすい工夫をしたりしているところもあります。仕事のこと以外にも、体調や睡眠や食欲、できれば趣味や普段の生活などについても話をしておけると、本人の調子がつかみやすくなります。これも、一般の面倒見のいい上司・部下の関係と一緒かもしれません。

そうはいっても、会社で働くのですから、会社のルールはちゃんと守る必要があります。ある熱心な課長さんは、みんなの話をよく聞く面倒見のよさが売り物なのですが、不安でいつも相談したい人に巻き込まれて、仕事中なのにこころの相談に乗ったりしていました。やはりそれはダメで、職場で長続きしません。ここも、普通の仲間と同じように接してください、ですね。

あとがき

本書を読んでくださって、ありがとうございます。明日からさっそく役立つ答えが少しでもあったとしたら、作者冥利に尽きます。

本書のなかにも書きましたが、私は、年来の肩と背中の痛みに苦しめられています。疲れてくると、重苦しい、いやな痛みがあって、横になって休まなければならなくなります。初めはとても不安でした。整形外科にかかっても、「骨や神経には異常ありません」と言われ、安心するというよりも、痛みの軽減に役立たないので少し腹立たしい気持ちになりました。

痛みという主観的な体験は、精神症状にも通じることですが、検査や数値で表しにくい難しさがあります。やっかいなことに、不安や緊張によって悪化するので、心身症ともいえるものでした。

しかしそのうちに、トレーニングジムでストレッチ体操をすると楽になることがわかりました。自分なりに対処できる部分があることがわかり、痛みに圧倒されて悲観的になっていたところから、ぐっと気持ちが楽になりました。また複数の知人から、自宅でもできるよいストレッチ体操を教えてもらいました。温かい仲間の支援は何よりも力になりますね。

そして、接骨院で施術を受けると、とても楽になることもわかりました。実はそれまで、医師である筆者は、接骨院の施術には懐疑的でした。しかし、どうしたら痛みがとれて身体の状態がよくなるかという工夫にかけては、接骨院には整形外科の比ではない蓄積があることがわかりました。つまり、今の医学には、まだまだエビデンスでは語れない部分がたくさんあるのです。私は研究者の端くれですから、エビデンスに基づく医療を目指していますが、こと生活の質や回復という視点からいえば、道半ばと言わざるを得ません。

自分が痛みに苦しむ立場に置かれたことで、どうすればよくなっていくのか、どれくらいでよくなるのかといった「道しるべ」が大きな支えになること、本人が体験していることが医学の教科書には書かれていなかったとしても、その実感を大切にすべきであることを痛感しました。そして、「ともかく早くよくなってほしい」という切なる願いを身に染みて経験しました。そうした個人的な体験も、この本のバックボーンになっています。

この本は、みなさんからいただいた質問にしっかり答えたい、とふと思いついて書き始めたのですが、こうして形になったのは日本評論社・木谷陽平氏のご尽力によるものです。あらためて感謝申し上げます。

本書が多くの方々にとって何らかの回復の手がかりとなり、いささかなりとも希望の灯になれたら、望外の幸せです。

二〇二〇年五月　コロナ禍の在宅勤務のなかで　池淵恵美

池淵恵美（いけぶち・えみ）

一九七八年、東京大学医学部医学科卒業。東大病院精神科での勤務を経て、一九九二年より帝京大学医学部精神神経科学講座、二〇一二年より同主任教授。二〇一九年より帝京平成大学大学院臨床心理学研究科教授。専門領域は統合失調症、精神障害リハビリテーション。日本医療研究開発機構（AMED）プログラムオフィサー、国立精神・神経医療研究センター理事（非常勤）、日本学術会議連携会員などの役職を務める。

著書に『統合失調症へのアプローチ』（星和書店）、『こころの回復を支える 精神障害リハビリテーション』（医学書院）、『精神障害と回復――リバーマンのリハビリテーション・マニュアル』（監訳、星和書店）ほか。

好きなことは自然の散策、花を育てること、料理、読書。一番の楽しみは、縁があって我が家に居つくことになった個性豊かな三匹の元のら猫たちとの交流。

統合失調症は治りますか？
当事者、家族、支援者の疑問に答える

2020 年 8 月 15 日　第 1 版第 1 刷発行
2021 年 12 月 25 日　第 1 版第 2 刷発行

著　者　池淵恵美

発行所　株式会社 日本評論社
〒170-8474　東京都豊島区南大塚 3-12-4
電話：03-3987-8621［販売］
03-3987-8598［編集］
振替：00100-3-16

印刷所　精文堂印刷

製本所　難波製本

装　幀　土屋 光（Perfect Vacuum）

検印省略

ISBN978-4-535-98496-7　Printed in Japan